日本名醫問診系列

尿酸（痛風）

完全控制的最新療法

日文版監修｜谷口敦夫（東京女子醫大類風濕性關節炎、痛風中心教授）

中文版導讀｜江守山（腎臟科名醫）

翻譯｜張秀慧（資深日文譯者）

天天力行生活好習慣，降尿酸其實一點也不難！

拜資訊發達、衛教進步之賜，不少民眾對於「尿酸高」這個健康警訊都不陌生，不過有點可惜的是，很多人處於「似懂非懂」、「一知半解」的狀態，對它的認識只對了一半，就像我經常聽到病患說：「尿酸高最怕就是引起痛風」、「想要尿酸低一點，含普林的食物一定不能吃啦！」就是最好的證明。

尿酸高對健康的威脅，不只是痛風這麼簡單，長期置之不理，可能併發腎臟病、心血管疾病、腦中風等危及性命的疾病；很多食物雖然含高普林但也含其他身體所需的營養，如肉類普林含量不低但卻是優質蛋白質的理想來源，過度限制可能會影響身體健康，反而得不償失。

其實，只要把握一個大原則：長期、有耐心地進行飲食控制，將體重維持在理想範圍內，要讓尿酸值向我們低頭就一點也不難！當然，在進行瘦身飲食控制時，千萬謹記「慢慢減重」，萬萬不可使用激烈的方法減重，更不能搭配激烈的運動，否則尿酸值絕對不降反升，還可能促使痛風發作！

在我幾十年的行醫生涯中，碰過不少朋友或病人，看到健檢報告上「尿酸」的紅字就心急得不得了，立刻要求吃降尿酸藥，或者吃一堆宣稱有降尿酸效果的健康食品，甚至相信偏方而延誤預防治療的機會。

誠如本書所說：「想要改善高尿酸，一定要調整生活習慣，即便必須使用藥物治療，也不能將良好生活習慣丟掉」在此，我要特別呼籲，「光靠吃藥控制尿酸」的做法並不是一個理想的選擇，多數人尿酸過高是由於飲食不當、運動不足、飲酒過量所引起，因此最好的解決方式就是從生活中做起，掌握「飲食少油、減少高普林食物攝取、控制體重、適當運動、適量飲酒、學會放鬆」等大原則，每天堅持這麼做，長期下來，一定可以改善尿酸過高的問題，遠離可怕疾病的威脅。

本書採用大量圖解和表格，深入淺出地點出許多一般人的過時錯誤觀念，例如：痛風是富貴病，有錢人才會得、尿酸高的人絕對不能吃豆製品、對付高尿酸最好的方法就是遠離高普林食物⋯⋯，讓讀者可以快速、清楚、正確地了解高尿酸的預防及治療方法。另外，還提供許多在生活中就能輕鬆做到的降尿酸方法，例如：餐餐八分飽、少吃肉多吃蔬菜、邊看電視邊做伸展操、藉由聽音樂減輕壓力等等，很值得大家讀一讀，並跟著做一做。

這本由日本名醫谷口敦夫所監修、新自然主義有限公司出版的《尿酸完全控制的最新療法》，是一本好懂、好閱讀的降尿酸寶典，實用、易執行的健康養生好書，誠摯推薦給您！

雙和醫院副院長／腎臟病防治基金會執行長
林裕峯

一本尿酸值偏高者必看的書！

很少醫療的書能像本書一樣，讀起來簡單、生動、有趣之餘，卻又蘊含相當深厚的醫療知識。

從多年的臨床經驗中，我發現尿酸是影響代謝症候群最重要的因素，尿酸異常者罹患代謝症候群危險性高達二倍之多，而尿酸≧九mg／dℓ罹患代謝症候群危險性則高達三倍左右。由此可知，尿酸濃度越高，罹患代謝症候群的危險性越高，兩者是呈現高度正相關。

還有一點值得注意，高尿酸血症患者腎功能惡化的比例，會隨著尿酸濃度增加而上升，又因為慢性腎臟病和代謝症候群都會增加心血管疾病的死亡率，因而額外增加醫療費用的支出，且對個人、家庭及社會都造成莫大心理和經濟上的壓力。所以，「尿酸」無疑為代謝症候群及慢性腎臟病的重要影響因子，如果可以有效控制尿酸患者的增加，將有助於減緩代謝症候群以及慢性腎臟病的發生。

《尿酸完全控制的最新療法》一書是由日籍教授谷口敦夫所監修，涵蓋了尿酸的基本知識、痛風發生原因、改善高尿酸血症的飲食方法等等。相信透過豐富生動的圖片、淺顯易懂的文字，圖文並茂的版式呈現，不管是老老少少、男男女女的讀者都會想探身翻閱。

細讀本書後，你會知道對付高尿酸血症和痛風一點也不讓人頭痛，只要跟著一起做，輕輕鬆鬆就能降低偏高的尿酸值，再也不會陷入迷失和自憐，並且能夠重新活出歡喜和快樂。

《尿酸完全控制的最新療法》是一本尿酸值過高的人一生必看的書，值得推薦。

耕莘醫院腎臟科主任
楊爾(signature)

擁有此書，等於擁有全天候待命的營養師！

可能是因為痛風痛起來真的要人命吧！當許多人知道自己尿酸高，又知道尿酸高可能引發痛風後，經常緊張得不得了。對於身體異樣感到緊張不是件壞事，但因為太急著想要改善狀況，而在生活飲食中處處受限，甚至承受著極大的精神壓力，這可就不是一件好事。

臨床從事多年，我發現高尿酸其實是最好控制的一種症狀，但尿酸值會升高多是生活型態不良所致，也因此透過非藥物治療的方式反而變得最難執行。我經常告訴病患尿酸高最好的解決方法就是多喝水，大多病患的反應都是：「營養師，妳是不是騙人？」或者病患採納我的意見，但事後回來問我：「我有多喝水，但痛風怎麼還是會發作？」仔細問診才知道，有些病患外出旅行時怕水喝太多頻跑廁所不方便，因此旅行的二～三天水喝得少，痛風就發作了！要知道，生活習慣是要天天執行，不可怠惰的！

《尿酸完全控制的最新療法》一書，道出許多臨床上常見的病患迷思與困惑，如「尿酸高就是痛風？」、「尿酸高就絕對不吃海鮮、豆製品和魚？」、「尿酸高不能喝啤酒，但是能喝葡萄酒或其他酒？」尿酸高不代表一定會痛風發作，但表示體內的代謝已經異常，且多伴隨有新陳代謝症候群的症狀出現，更常與體重過重有關。體重控制對高尿酸來說很重要，但切記尿酸高者的減重，一定要緩慢減重，以一周降〇．五～一公斤為限，否則很容易讓尿酸值不降反升，再加上若伴隨劇烈減重運動，更容易導致痛風發作。

接著，我們來談談飲食這部分。常有病患知道尿酸高後就不敢吃豆製品和魚（因為很多飲食衛教單張都寫到許多魚類和黃豆是高普林食物），但是並未減少紅肉或白肉的攝取。其實飲食的重點正如書中提醒：降低熱量比限制普林重要，不要一直吃肉和內臟類，盡量以魚代肉，但仍要把握適量原則，並且多以植物性蛋白質和乳製品代替動物性蛋白質。事實上，適量攝取蛋白質才是控制尿酸的王道，絕非單單限制攝取飲食中的普林。

至於飲酒，書中表示部分日本人可能認為喝啤酒利尿能幫助排除尿酸，因此給予指正，但在台灣許多人知道啤酒可能會造成痛風發作，而改喝紅酒或威士忌，殊不知這麼做一樣也是會導致尿酸增加，傷害健康，這點要注意。

「量水油鹼」這是我對患者解釋如何改善尿酸偏高的介紹，量：適量攝取蛋白質食物，避免增加尿酸的製造來源；水：多喝水排尿酸；油：低油能幫助尿酸排泄順利、鹼：增加蔬果攝取以平衡酸性。另外飲食順序也很重要：先吃蔬菜再吃蛋白質最後吃澱粉，能將好的鹼性蔬菜食物先吃進去就能發揮最好退敵功效。至於其他飲食與生活型態的細項，請大家參考本書，活用它，就像是身邊有位二十四小時待命的營養師喔！

最後，我想特別呼籲，在健檢中，我們可以發現現代人壓力大、身體活動少、外食多、飲食不虞匱乏但攝取不均衡，尿酸高或痛風發作患者的年紀早就下探三十歲以下，甚至過重的青春期青少年和兒童也有尿酸高的現象，高尿酸和痛風早已不再是中老年人才有的專利。注意——控制尿酸，是人人都該做的事！

榮新診所營養諮詢副組長
李婉萍

台灣高尿酸血症每9人就有1人！

尿酸過高，一個簡單的疾病，如今依然禍害著台灣無數善良的人民，這真是尿酸病人的悲哀，也是台灣健康教育的失敗。根據行政院衛生署二〇〇〇年的高尿酸血症流行病學調查報告顯示，台灣罹患高尿酸血症的人口高達二七〇萬之多。而依據「高尿酸血症患者約有十分之一會罹患痛風」的標準來估計，台灣地區的痛風人口數高達二十七萬之多。

太多人自恃身體很好，不把高尿酸這個癬疥小疾放在眼裡，只有引起痛風關節炎才吃一吃止痛藥，事後繼續假裝沒事，這樣的觀念和態度可以說是大錯特錯，絕對要修正，才不會讓自己陷入「生命遭受威脅」的危境。

我常常問我的病人，我請他們自我評估一下，自己的身體有沒有棒球界名人徐生明先生好？我們這一輩的人從小看徐生明先生爭取世界少棒冠軍、再接著青棒世界冠軍，這是那一代台灣人的驕傲。徐生明先生後來繼續在棒球界耕耘，歷任職棒選手，也是台灣職棒國內第一位有碩士學位的職棒總教練、國家教練等等，在棒球界享有舉足輕重的地位，誰能料想一輩子的體壇健將，也曾被「高尿酸血症」這個小病擊倒。

徐先生只是因為尿酸過高，未接受規律的治療，忙起來僅以止痛藥應付不適症狀，最後因為高尿酸血症併發尿毒症。雖然後來他很幸運地接受親屬換腎成功，但是尿毒症造成的血管傷害並不會因為換腎成功而解決，要知道五〇歲的尿毒病人心肌梗塞的機率是正常人的五〇～一〇〇倍，因此二〇一三年徐先生因急性心肌梗塞而過世，讓台灣痛失英才。

如果當初徐生明先生能針對高尿酸血症好好地處理，改變自己的生活習慣，必要時一天只要吃一顆藥（而且健保有給付，不傷胃、肝、腎，不是類固醇），就可以讓他避免尿毒症及後來心肌梗塞的厄運。

近年來，台灣的代謝症候群日漸增多，更可怕的是，很多年輕人因為飲食與生活型態不良，尿酸升高，又因為沒有關節痛，根本不把高尿酸當一回事！尿酸高的可怕之處，絕對不只是會引發大家熟悉的痛風而已，真正恐怖的是腎臟病、狹心症、腦出血、腦中風等危及性命的併發症。

前車之鑑不遠，希望大家可以重視高尿酸這個健康議題，積極透過均衡飲食、控制熱量、適度運動、適時紓解壓力、戒菸、適量飲酒等方法，降低偏高的尿酸值！當然，必要時用藥也是很重要的，正確用藥不僅能舒緩痛風急性發作時的不適，更能遠離併發症的威脅。尿酸的任何問題，建議向腎臟科醫師諮詢。

《尿酸完全控制的最新療法》一書，深入淺出地說明高尿酸血症的成因及解決的方法。我建議一般讀者直接從第二章開始閱讀至第六章，高尿酸血症患者或尿酸值偏高者，則建議從第一章到第七章按照順序閱讀一次，並且在閱讀前別忘了進行各篇章測驗，然後再重新閱讀測驗結果不理想的章節，加強印象。當然，閱讀完畢之後，徹底落實書中的建議更是重要。

我相信看完這本書後，大家就知道高尿酸其實不可怕、不難治，可怕的是無知與不重視。

腎臟科名醫

前言

尿酸值過高的人絕對要看！

「尿酸值指的就是尿液的酸度嗎？」、「痛風是因為吃太好才會得到的帝王病吧！」……，雖然大家非常熟悉糖尿病和高血壓等慢性病，但從上面的句子可知，大家對於高尿酸血症和痛風仍然存有不少誤解和偏見，並欠缺正確的常識。

舉個例來說，「痛風是帝王病，一般人不用擔心」的想法便是大錯特錯，現在「大口吃肉，大口喝酒」並不屬於某國家特權階級的專利，我們尋常老百姓也可以隨興地吃肉、開懷地喝酒。因此，痛風絕對不是只有富貴之人才會得的病，它在任何人身上都有可能發生。

目前痛風患者有迅速增加的趨勢，現在日本約有六〇萬人罹患痛風，而痛風預備軍則約有五〇〇至六〇〇萬人（註一，見第一六八頁）。

痛風一旦發作，不但會伴隨令人難以忍受的劇痛，而且終生都需要接受治療。不在意尿酸值過高的情形，不但可能誘發痛風，甚至還會引起危及性命的動脈硬化併發症。

健康檢查時，如果發現尿酸值偏高，請參考本書的尿酸值控制法，正確徹底地了解痛風的基本常識，並且在預防和治療方面多費點心思。

閱讀之前

高尿酸血症、痛風是這樣發生的

（參考第46頁）

原發性（原因不明的類型）

—— 促使尿酸值上升的潛在危險因素 ——

30歲以上

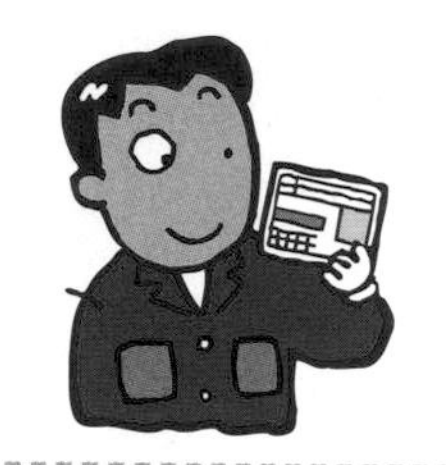

男性

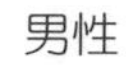

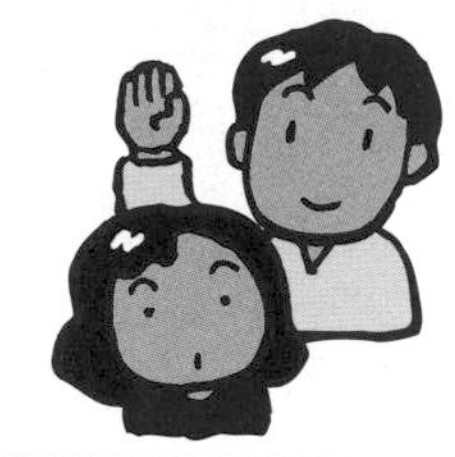

暴飲暴食

肥胖

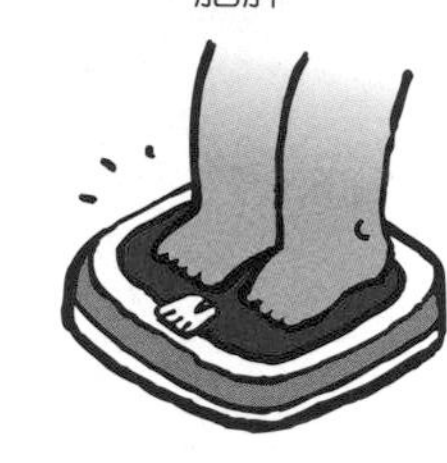

劇烈運動

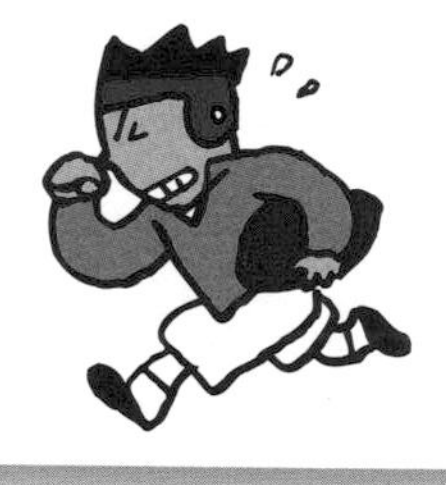

壓力

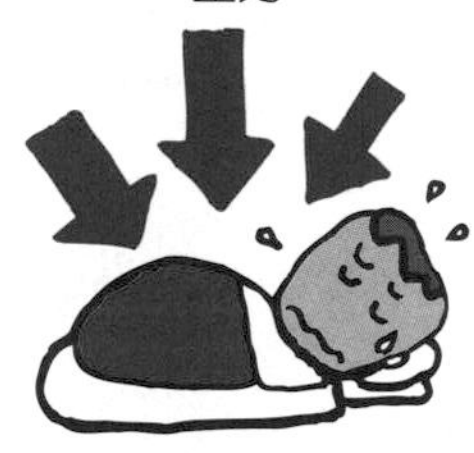

次發性（原因顯著的類型）

—— 主要原因 ——

藥物副作用
（高血壓藥等）

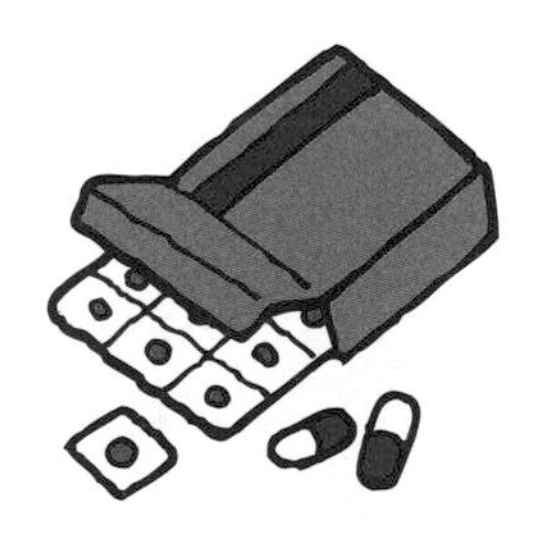

腎臟病等

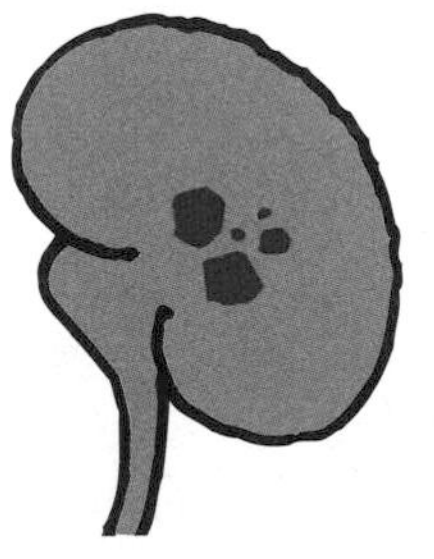

（參考第46頁）

尿酸值上升

高尿酸血症（血液中的尿酸值超過7.0mg／dl）

（註一，見第一六八頁）

無症狀高尿酸血症期

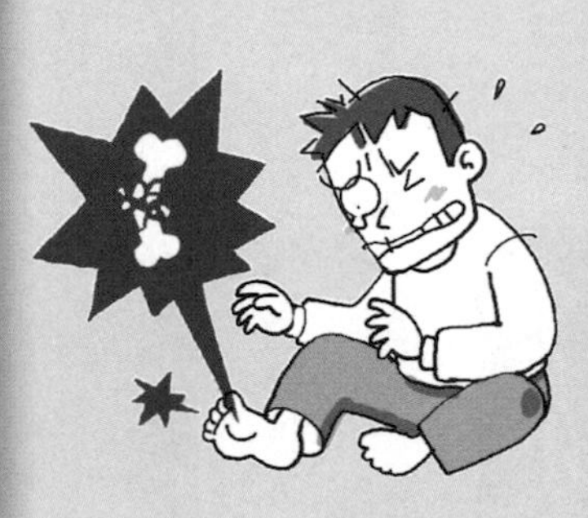

間歇性痛風發作期

（參考第38頁）

慢性痛風石性關節炎

（參考第38頁）

各種併發症

（參考第44頁）

高尿酸血症、痛風要這樣治療

高尿酸血症

無症狀高尿酸血症

有併發症

痛風

有併發症

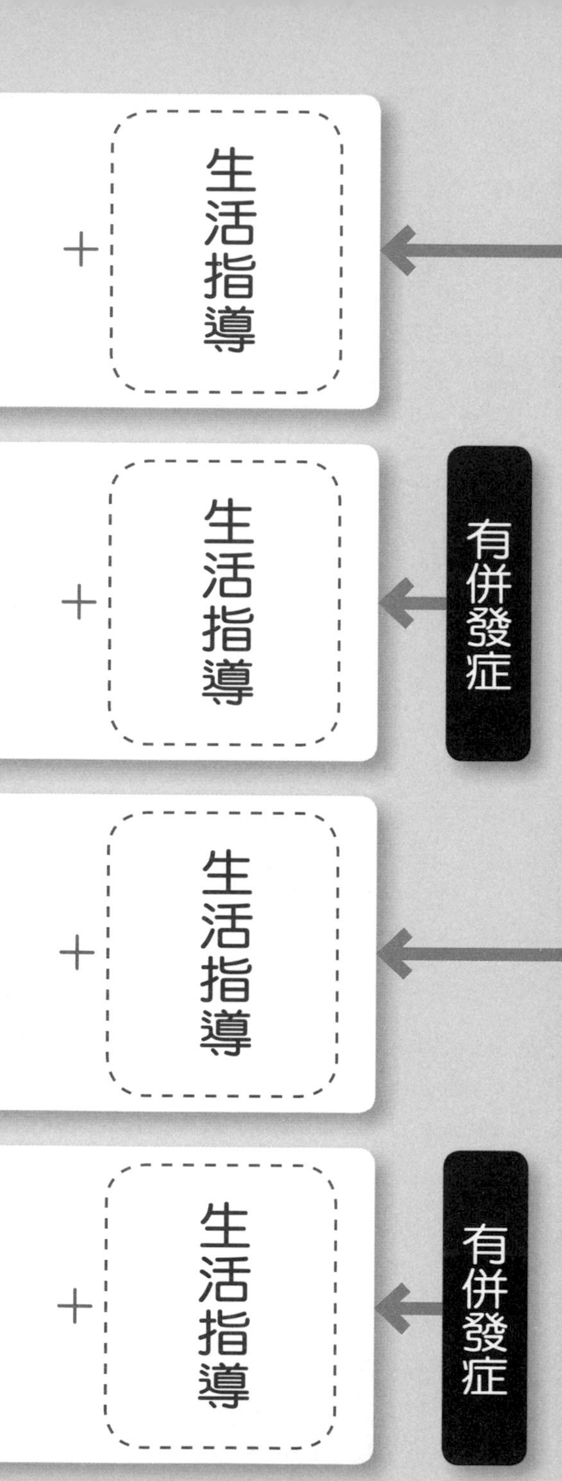

部分藥物療法

有必要時藥物療法

目標血清尿酸值

↓

正常值（6.0～7.0mg／dl）以下

（註三，見第一六八頁）

＋ 預防併發症

＋ 治療併發症

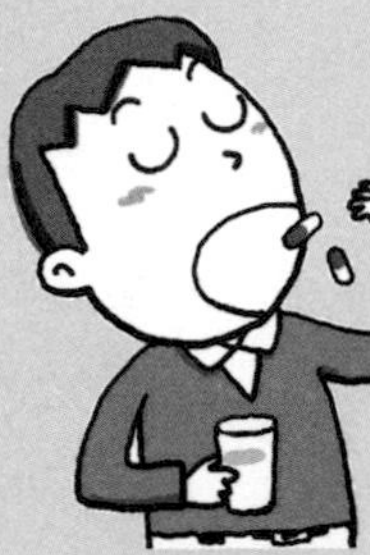

藥物療法

藥物療法

目標血清尿酸值

↓

6.0mg／dl以下

＋ 預防併發症

＋ 治療併發症

尿酸完全控制的最新療法　目錄

推薦序① 天天力行生活好習慣，降尿酸其實一點也不難！ 林裕峯……002
推薦序② 一本尿酸值偏高者必看的書！ 楊麗瓊……005
推薦序③ 擁有此書，等於擁有全天候待命的營養師！ 李婉萍……007
導　讀 台灣高尿酸血症每9人就有1人！ 江守山……010
前　言 尿酸值過高的人絕對要看！……013
閱讀之前 高尿酸血症、痛風是這樣發生的……014
高尿酸血症、痛風要這樣治療……016

第1章 關於「尿酸值」的基本常識

30世代男性患者激增中！痛風預備軍約有600萬人……026
何謂尿酸？尿酸增加會有什麼影響？……028
增加的尿酸會結晶化並突然引起劇烈疼痛……030

尿酸值超過7.0mg/dℓ就是罹患高尿酸血症……032
健康檢查時，發現尿酸值偏高該怎麼辦？……034
高尿酸血症有2種不同類型……036
痛風發展3階段與慢性化過程……038
「痛風石」和「痛風性腎病變」是痛風惡化的證據……040
「無症狀高尿酸血症」因沒有自覺症狀，使得病情繼續惡化……042
攸關性命的併發症，比劇烈疼痛還恐怖……044
促使尿酸值上升的危險因子……046
根據痛風的危險性和有無併發症，決定是否接受藥物治療……048
症狀和痛風相似的其他疾病……050
名醫小講堂 痛風是天才病？！……052

第2章 肥胖是健康大敵！請努力預防和消除肥胖

肥胖和高尿酸血症的關係密切……054
痛風和代謝症候群的關係……056

減重前先知道自己的BMI值和理想體重……058
肥胖的2大類型，和不易察覺的「隱性肥胖」……060
推薦給高尿酸患者的減重方法……062
輕鬆快速減重法是危險的！小心出現反效果……066
名醫小講堂 看起來很瘦，尿酸值卻偏高，問題出在哪？……068

第3章 改善高尿酸血症的飲食方法

審視飲食習慣的6個關鍵點……070
普林並不是真正的元凶……072
普林是食物甘美的來源，要聰明運用……074
最好不要這樣吃！……076
盡可能將飲食內容改成以日式餐點為主……078
減少從飲食攝取的熱量，就能預防肥胖……080
避免攝取過多脂肪的7大祕訣……082
注意蛋白質的攝取方法……084

每天喝足夠水分，一天的排尿量要有2公升……086
飲料是陷阱，要特別注意……088
利用蔬菜、海藻讓尿液呈現鹼性……090
控制水果和砂糖的攝取……092
預防高血壓併發症的發生，減少鹽分攝取很重要……094
飲食要規律，餐餐八分飽就好……096
推薦給尿酸值偏高者的菜單……098
外食者的飲食注意事項和營養補充技巧……102
忙碌上班族的活用超商小技巧……106

名醫小講堂 日式飲食已然掀起世界潮流……108

第4章 聰明的喝酒方法

酒精是引發痛風的導火線之一……110
「喝啤酒不行，但喝燒酒就沒關係」是這樣嗎？……112
堅守適量原則，一星期2天「休肝日」……114

5種聰明節酒法……116
居酒屋小菜的前5名和倒數5名……120
名醫小講堂 運動、水分和啤酒……122

第5章 養成運動習慣，改善高尿酸血症

適度運動對改善尿酸值很有幫助……124
劇烈的運動會讓尿酸值上升，造成反效果……126
建議選擇「能邊運動邊欣賞風景」的有氧運動……130
在工作和家事的空檔時間做體操或伸展操……132
運動時的注意事項……134
名醫小講堂 有規律的運動能讓腦內血清素增加，有助於消除壓力……138

第6章 消除壓力和日常生活的重要原則

壓力是會讓尿酸值上升的大敵……140

飲食、運動、作息都要規律……142
「工作至上」是健康大敵……144
努力之餘，要懂得適時轉換心情……146
別忘了要和醫生溝通……148
作息不規律者的調整原則……150
出現併發症者的日常注意事項……152
名醫小講堂 科技壓力可藉由球類運動來消除……154

第7章 痛風、高尿酸血症的最新治療法

藥物治療的目的和進行方式……156
基本的治療藥物有3種……158
藥物治療的初期也可能會發生痛風……160
遵守醫生指示來進行藥物療法……162
不要依賴民間療法和保健食品……164

名醫小講堂 痛風診斷和主要的檢查……166

審訂註 台灣高尿酸血症的判定標準／
台灣尿酸的平均值與正常值……168

附　錄 了解高尿酸血症、痛風之前，必須知道的專業用語……170
台灣高尿酸血症、痛風諮詢服務單位一覽表……174

中文版編輯室報告 台日名醫聯手，助您永保健康！……175

＊本書隨時舉辦相關精采活動，請洽服務電話：02-23925338 分機 16。
＊新自然主義書友俱樂部徵求入會中，辦法請見本書讀者回函卡。

1

關於「尿酸值」的基本常識

檢測你對尿酸值的「基本認識度」！

以下幾個問題當中，符合敘述者或認為正確者請打勾，每勾選一項算一分。

□知道自己的尿酸值
□知道經由抽血檢查可得知尿酸值
□知道尿酸數值超過多少時會被診斷為高尿酸血症
□即使尿酸值很高，但多數患者卻幾乎不會出現自覺症狀
□痛風是因為尿酸值過高所引起
□能說明什麼是普林
□知道哪一種食物含較高的普林
□現在痛風已不能算是帝王病了
□任何人都可能會得到痛風
□痛風之所以可怕，是因為會引起危及性命的併發症

【評分】

○總分在 3 分（含）以下

你非常欠缺有關痛風和尿酸的基本常識。請透過本書補充相關知識。

○總分在 4 ～ 7 分之間

一般人的平均得分。為了預防、改善痛風和高尿酸血症，請再多做點功課吧！

○總分超過 8 分（含）以上

你具備了基本常識。之後記得要根據基本常識，養成健康的生活習慣。

30世代男性患者激增中！痛風預備軍約有600萬人

1 就算健檢發現異常，大部分的人還是會認為「事不關己」

關於痛風，大多數的人都有「會伴隨著相當猛烈的疼痛感，而且是突然發生的」基本知識。但卻很少有人把它當作一回事。就算健康檢查時，檢測出尿酸值偏高，一般人卻大多還是一副事不關己的模樣。

我想這大概是因為在發生劇烈疼痛之前，患者幾乎不會出現任何自覺症狀的緣故。而且痛風又被稱為「帝王病」，所以一般人都認為這和自己沒有任何關係。

這絕對是個大誤會！有關高尿酸血症和痛風的可怕，我們會在後面介紹，現在先從調查數據來了解患者急速增加的情形。只要徹底了解，我們就不會再把它當成別人的事。

2 30世代的患者急增，痛風不再是中年人的專利

目前日本的痛風患者人口數估計約有六〇萬人，而罹患高尿酸血症的人，至少超過一五〇萬人以上（註一，見第一六八頁），如果再加上極有可能從二軍晉升為正規軍的痛風「潛在患者」，總人口數已經高達五〇〇至六〇〇萬人。

其中特別應該注意的是，年齡層較低的痛風患者迅速增加中。過去痛風又稱為「中年疾病」，患者的年齡層較高，但現在從年齡層來看，三十幾歲的患者人數是最多的，而二十幾歲就發病的案例也不少。

痛風患者的年齡變化（註四，見第一六八頁）

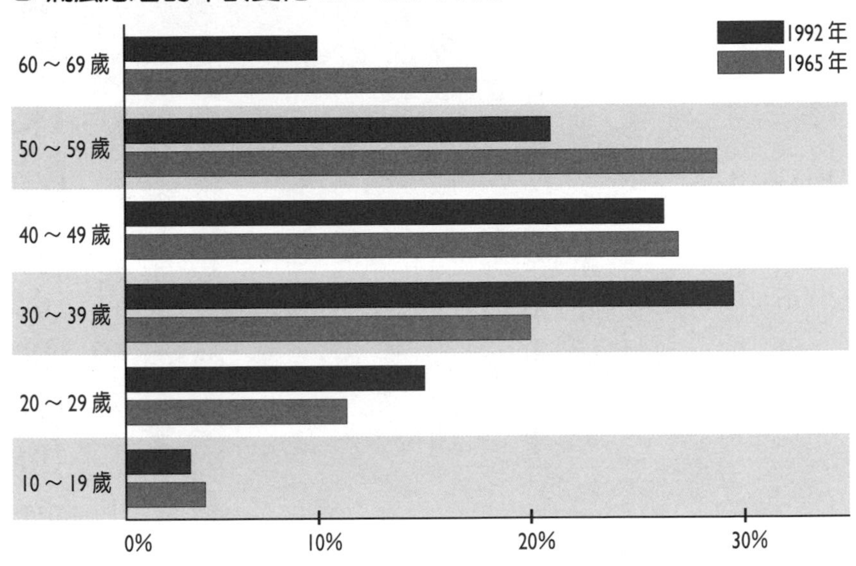

＊出處：山中壽等《高尿酸血症和痛風》西元 1994 年 2 月 23 日修正

3 飲食不虞匱乏，每個人都可能罹患痛風

為何近年罹患「帝王病」的人口數迅速增加，而且發病的年齡層也明顯下降呢？理由其實相當單純。因為過去所謂的「奢華」，例如：享用牛排、大啖海鮮、品嚐紅酒等，現在變得非常普遍，人人都做得到，不再是某些人的專屬權利，加上運動不足和飲酒過量、沉重壓力等生活習慣的改變，才會產生如此的變化。

有些醫生就憂心忡忡地表示，這種情況如果再持續下去，日本很快的就會變成「痛風大國」。在這裡特別呼籲，痛風是任何時刻、任何人都可能得到的疾病，請千萬要注意。

何謂尿酸？尿酸增加會有什麼影響？

4 尿酸伴隨著生命活動而產生，是細胞的殘骸和燃燒熱量後的廢棄物

尿酸在體內繼續增加，至超過極限，腳拇趾產生難以忍受的劇痛，這就是所謂的「痛風」。在前面階段，因為尿酸的量（尿酸值）比正常值要高，所以稱為「高尿酸血症」。

究竟引發疾病和症狀的「尿酸」是什麼，為何增加就會有問題呢？

所謂的尿酸，較為艱澀的解釋就是「在肝臟合成的一種氮氧化物」，簡單的說就是「老舊細胞分解後留下的殘骸」和「燃燒熱能後的廢棄物」。

人體是由六〇兆個細胞所構成，每天都會有老舊細胞死去，新細胞產生。尿酸就是在此生命活動中所產生的「廢棄物」。

5 尿酸是以普林作為原料，在生命活動過程中產生的老舊廢物

要說明何謂尿酸，就不能不介紹「普林」。

老舊細胞死去，新細胞誕生的過程，就是所謂的「代謝」。每一個細胞都有構成DNA和RNA等遺傳因子的中核，也就是稱為「核酸」的物質。普林是構成核酸的重要成分，在代謝的過程中，老舊細胞會死亡，核酸會被分解，普林會被排泄到體內。從這方面來看，普林也算是核酸的殘骸。

另外肌肉，和會提供腦和內臟等身體各器官活動熱能的ATP（三磷酸腺苷）❶也都含有普林。正因為如此，在燃燒熱能後所產生的廢棄物當中也會有普林。

除此之外，從平常所吃的食物當中，包括肉類、五穀根莖類、海鮮類、奶類、豆類，甚至是蔬菜類、水果類等，都會攝取到普林（參考第七五頁）。

普林會集中到肝臟，然後再經過化學方式處理，最後變成尿酸。尿酸就是人類在進行生命活動之後所產生的老舊廢物，每天都會被製造出來，並且隨著尿液和糞便一起排出體外。

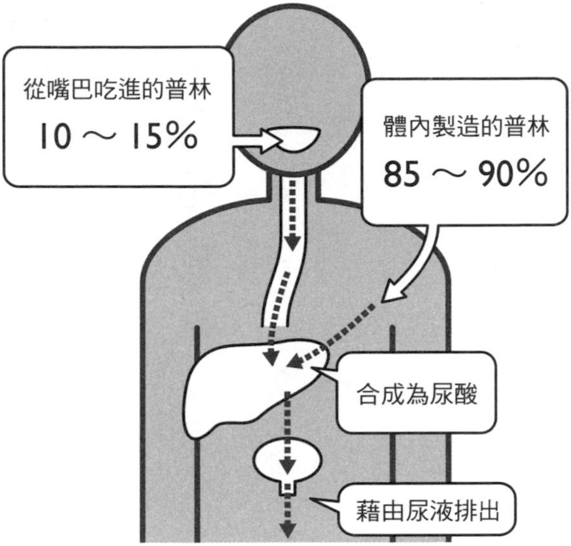

▶ 大部分尿酸會藉由尿液排出體外，其中有一部分會藉由糞便排泄

6 尿酸鹽結晶會攻擊關節等部位，然後引起劇烈疼痛

事實上，有關尿酸的作用並無法完全說明清楚，它真的是毫無用處的老舊廢物嗎？其實現在尚沒有獲得證實。

但是體內尿酸過多就容易產生結晶，這是確定的。此結晶尖銳如針，尤其容易堆積在身體關節處。結晶大量堆積，會碎裂掉落到關節連接處，進而引起發炎。這就是痛風發生時會感到劇烈疼痛的原因。

❶：ATP 的形成是透過生物細胞內養分的燃燒，主要工作是運儲能量，身體多數的生理反應都需要 ATP，ATP 就是生命活動能量的直接來源。

增加的尿酸會結晶化並突然引起劇烈疼痛

7 發生劇痛的部位，有70％是在腳拇趾

罹患高尿酸血症的人，最應該注意的就是「痛風」。

如第二九頁所提，痛風是因為體內的尿酸結晶化之後，堆積在關節等部位，然後引起發炎的疾病。在某一天，突然出現劇烈疼痛是此疾病的特徵。如字面上的意思，「痛風」是「光吹到風都會感到十分疼痛」的病。

有七〇％的痛風患者產生劇烈疼痛的位置是在腳拇趾，就算不是，大概也是以腳為多，例如腳踝骨、阿基里斯腱，以及拇趾以外的腳趾，或是膝蓋等。有的時候，疼痛會發生在手指或手肘，不過這樣的比例很低。

痛風發作時，通常疼痛感只會出現在一個部位，只有少數人才會出現複數的疼痛點。

8 疼痛感會持續大約1星期左右

痛風引起的關節發炎，在醫學上稱為「痛風關節炎」，或者是「痛風發作」。雖然每個人的情形不同，但疼痛會隨時間越來越劇烈，開始發作的二十四小時，是最為難受的時間點。而在那之後，還需要再忍耐數天。

患處會紅腫，可能會因為劇烈疼痛而無法行走，甚至連穿鞋都相當困難。痛風初次發作的人，經常異口同聲地表示，疼痛的感覺就像「被柴刀劈到」、「骨頭快要碎掉了」。

但值得慶幸的是，疼痛並不會一直持續下去，

大約一個星期左右就會消失。

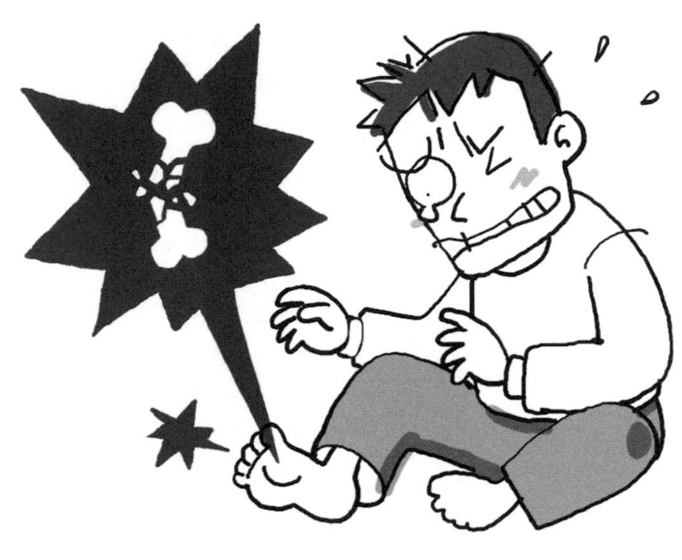

▶痛風發作的部位大多在腳拇趾，約占全體患者的 70%左右

9 不斷重複發作之後，可能會導致腎臟病變等併發症

「痛風就算會出現暫時性的劇烈疼痛，只要稍微忍耐一下就可以了，根本不需要太在意。」有些人會這麼想，但這是錯誤的觀念。關節疼痛如果一直重複發生，到了最後，身體各處可能會出現異樣，並且引起各種併發症。

若是出現「痛風從未發作過，但尿酸值卻很高」情形時，就要格外注意，第四二頁會詳細地介紹，這可能是因為腎臟結石等嚴重情形所導致。痛風發生時，絕對不可有「這只是單純的關節痛」的想法。

尿酸值超過7.0mg／dℓ就是罹患高尿酸血症

10 尿酸值的正常範圍為何？怎樣算是異常呢？

首先要說明的是，關於尿酸值的檢測和表示方法，一般都是將抽血所採集到的血液放入自動分析儀檢測，然後將每分升（dℓ）血液含有多少毫克（mg）尿酸數據化。譬如尿酸值七．〇mg／dℓ，代表一分升的血液中含有七毫克的尿酸。

現在痛風患者當中，男性大約占了九成。我們要知道，男女的尿酸量本來就不同。

尿酸的平均值，男性是三．五～七．〇mg／dℓ，女性則是二．四～五．八mg／dℓ。女性的尿酸值要比男性低得多，推測原因應是受到女性荷爾蒙的影響。

尿酸的平均值與正常值（註五，見第一六八頁）

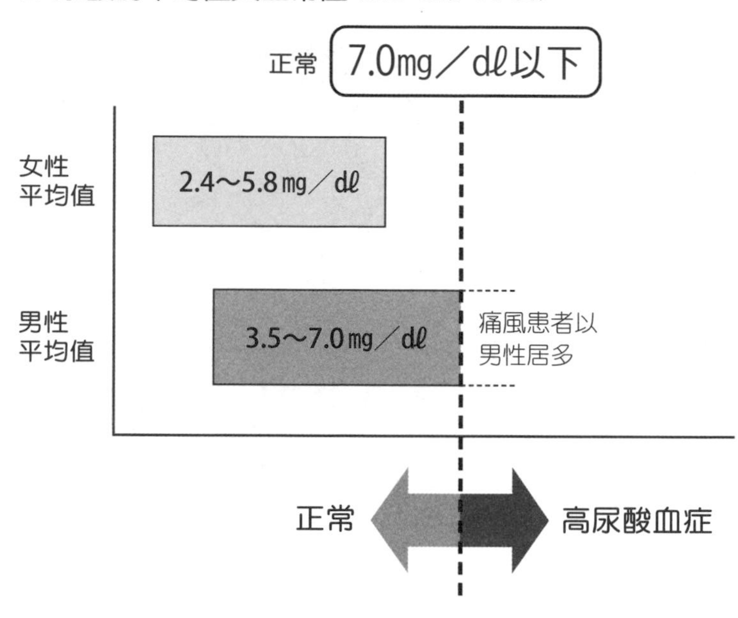

小提醒

數值正常，女性就不用擔心嗎？

一般而言，女性的尿酸平均值要比男性低，會惡化到痛風發作的情形非常少見。所以，有不少女性朋友理所當然地認為不需要太注意自己的尿酸值。

如果尿酸值原本一直維持在正常的範圍內，但突然上升，可能和心臟病、腦血管病變如腦梗塞等慢性病的發病有關，這一點需要特別留心注意。

舉個例來說，原本尿酸4.0mg／dℓ的人，若突然上升至6.5mg／dℓ，就必須仔細檢查是否罹患可能導致尿酸值上升的慢性病。

另外，女性朋友的尿酸值若在5.0～6.9mg／dℓ之間，要小心可能較容易併發慢性病和代謝症候群❷。

11 尿酸值超過7.0mg／dℓ，尿酸就會被儲存在身體內部

雖然男女的尿酸平均值相差很多，但日本痛風、核酸代謝學會還是將尿酸正常值訂為「男女都是七・〇mg／dℓ以下」❸。如果是六・九或七・〇mg／dℓ就還在正常值的範圍內，但超過七・一mg／dℓ以上，就是高尿酸血症。

之所以把正常值訂為七・〇mg／dℓ以下，是因為此數值是尿酸溶解於血液中的飽和濃度上限。超過七・〇mg／dℓ，尿酸就難以被完全溶解，此狀況若發生，就容易引發痛風。

❷：代謝症候群不是指特定的疾病，是血脂、血糖、血壓、腰圍異常的統稱。台灣代謝症候群的診斷標準為：下列5項中符合任3項或3項以上者即是。
①男性腰圍≧九〇公分，女性≧八〇公分
②血中三酸甘油酯（中性脂肪）值：≧一五〇mg／dℓ
③血中高密度脂蛋白膽固醇：男性＜四〇mg／dℓ，女性＜五〇mg／dℓ
④血壓：收縮壓≧一三〇mmHg，舒張壓≧八五〇mmHg
⑤空腹血糖：≧一〇〇mg／dℓ

❸：台灣對於高尿酸血症的判定標準為：男性血中尿酸值在7.0mg／dℓ以上，女性在6.0mg／dℓ以上。

健康檢查時，發現尿酸值偏高該怎麼辦？

12 尿酸偏高該怎麼做？是否一定要服用藥物呢？

健康檢查時，發現尿酸值在標準值以上，而且被診斷為高尿酸血症，是否需要馬上進行藥物治療呢？

高尿酸血症的治療對策和一般疾病不同，當尿酸值高達七．〇mg／dℓ以上，並不一定需要立刻接受藥物治療（註六，見第一六九頁）。因為尿酸值即便超過七．〇mg／dℓ，尿酸也不會立即結晶化，進而引起痛風發作或形成痛風石（又稱痛風結節，請參考第四〇頁）。

因此，檢查報告顯示尿酸值超過七．〇mg／dℓ時，醫生會先確認有無痛風等症狀，若不曾發作，也無任何不適，就不會開立處方箋。

但絕對需要改變生活習慣！第二章之後會介紹有關消除肥胖的對策，以及正確飲食、運動、消除壓力等方法，請努力養成健康的生活習慣吧！

13 雖然只差1.0，但7.0和8.0的尿酸值卻是天差地遠

在心理層面，尿酸值似乎具有灰色地帶，舉個例來說，七．〇mg／dℓ和八．〇mg／dℓ兩個數值差距看來十分微小，對於尿酸值完全不關心，也沒有正確知識的人來說，兩者只相差一．〇而已，但事實上其所代表的意義卻大不相同，因此多數人容易忽略問題的嚴重性。

另外也可能是大家習慣了數據較大的檢查結果，如血壓一三〇mmHg（毫米汞柱）、八五

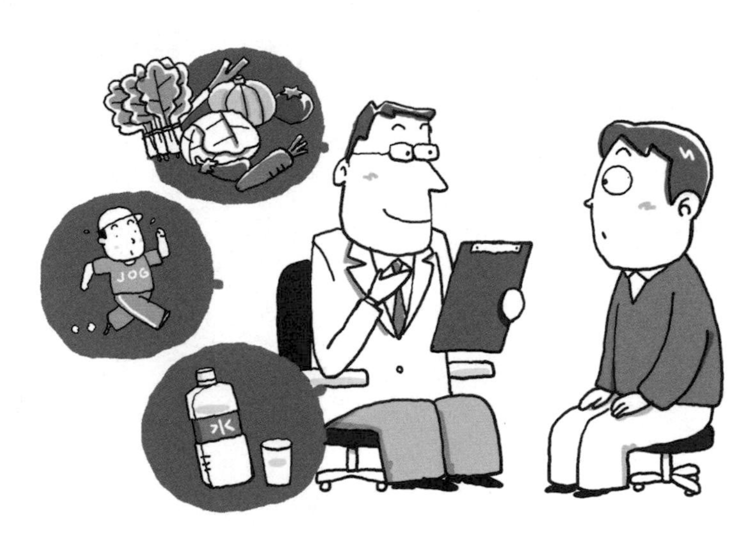

▶ 健康檢查時發現尿酸值超過 7.0mg／dℓ，請盡早接受醫生的診療，改善自己的生活習慣

mmHg，和血糖值一四〇mg／dℓ等，因而不在意微小的數值差距。但當尿酸值從七·〇變成八·〇，可是會發生相當大的問題。

尿酸值七·〇mg／dℓ也許不需接受治療，但數值高達八·〇mg／dℓ時，痛風發作的可能性會大幅增加，更別說超過九·〇mg／dℓ了。面對尿酸問題，請千萬不要存有僥倖的心態。

14 尿酸值偏高時，請盡早尋求醫生協助

只要尿酸值超過標準值，就算沒有開始接受藥物治療，也不要忘記自己患有高尿酸血症，否則可能因疏忽而引起痛風發作，或其他嚴重的併發症。

另外要隨時關心尿酸值的變化，並且進行適當的處理。建議盡早尋求專科醫生（腎臟科）的協助。

高尿酸血症有2種不同類型

15 「腎臟排泄尿酸不足型」和「尿酸合成過多型」

根據病因，高尿酸血症可以區分成兩大類型。

其中一種是無法正常排泄尿酸的「腎臟排泄尿酸不足型」，日本的高尿酸血症患者約有六成都屬於此類型。另一種是體內尿酸生產過剩的「尿酸合成過多型」，此類型大約占日本高尿酸血症患者的一成，而其餘三成則應該屬於混合了兩種類型的「混合型」（註七，見第一六九頁）。

「腎臟排泄尿酸不足型」加上「混合型」，大約有九成患者都是尿酸排泄不順暢。為何有此現象呢？似乎與體質有關，但詳細原因目前尚不明確。

不過可以知道，尿酸排泄功能較差的人，比較容易罹患高尿酸血症，而高血壓、糖尿病等慢性病，以及腎炎等，不但會造成腎臟功能減弱，也會導致尿酸的排泄功能降低，使尿酸值上升。

此外，攝取大量酒精，吃太多會讓尿酸值上升的食物，或進行劇烈的無氧運動，也都會導致尿酸生產過剩。

16 每種類型都會在體內囤積尿酸，然後引起痛風發作

如左圖，不論是哪種類型，都會因為尿酸的生產和排泄量失衡，導致尿酸在體內囤積。

一直處於高尿酸血症狀態，當血液中的尿酸超出界線後，就會造成痛風發作。

高尿酸血症會在治療過程中發生變化，所以別自行判斷，一定要按照醫生的指示接受治療。

高尿酸血症、痛風是這麼發生的

●健康的人

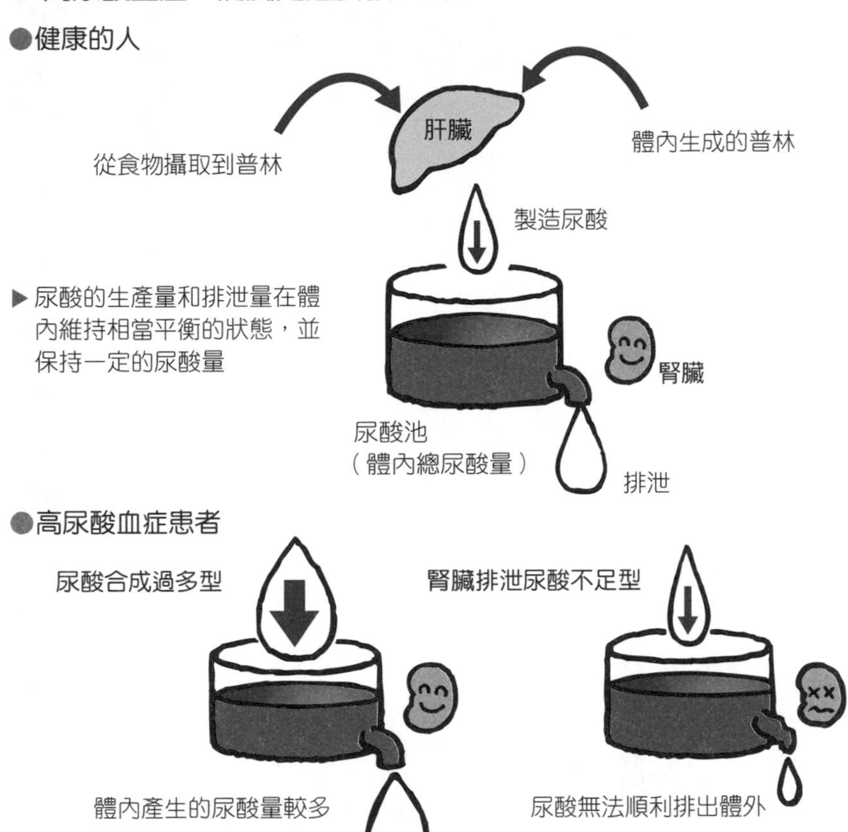

▶ 尿酸的生產量和排泄量在體內維持相當平衡的狀態，並保持一定的尿酸量

●高尿酸血症患者

▶ 上述 2 種類型，或是混合兩者的混合型，體內的尿酸量都會逐漸增加

●痛風的人

▶ 體內尿酸量過多且無法溶解，因而在關節處產生結晶。若結晶沉澱在腎臟，會引起腎功能障礙

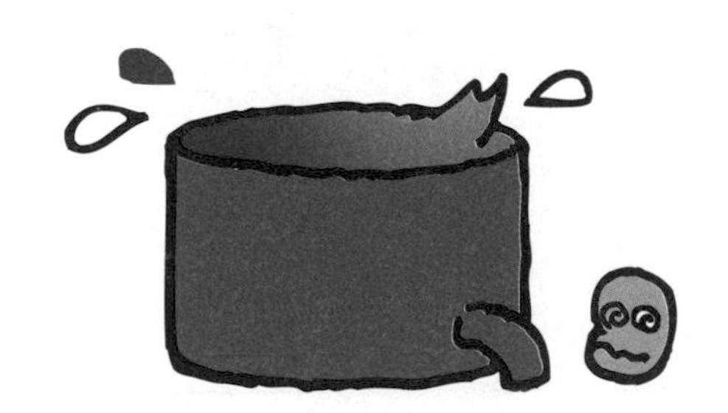

痛風發展3階段與慢性化過程

17 高尿酸血症、痛風的3大階段

若長期忽略高尿酸血症，置之不理，難以溶於血液的尿酸會在關節、皮下變成針狀結晶後堆積，這就是引發痛風的原因。從高尿酸血症發展為痛風的過程，可分成三個階段：

❶無症狀的高尿酸血症
❷間歇性痛風發作期
❸慢性痛風石性關節炎

❶無症狀的高尿酸血症

尿酸值偏高，但沒有明顯的症狀。

就算尿酸值超過正常標準值，也不會立即出現痛風等自覺症狀。有些人因為沒有做健康檢查，根本不知道尿酸值的高低，只有在痛風發作時才驚覺自己罹患了高尿酸血症。

❷間歇性痛風發作期

從未出現任何症狀，但在某一天，腳拇趾等部位突然感到劇痛。治好、復發，不斷重複這樣的痛風發作過程，我們稱它為「間歇性痛風發作期」。

第一次發作時，大概只要數天至一個星期左右痛風症狀就完全消失。但若是讓尿酸值一直處於較高狀態，那麼就可能會有第二次、第三次的發作。

發作頻率依照每個人的尿酸值而有所差異，如果不做適當的治療，間隔時間會越來越短。

❸慢性痛風石性關節炎期

若沒有在「間歇性痛風發作期」好好治療，痛風將會繼續惡化，疼痛狀況會更加嚴重，疼痛時間會拉得更長，且經常出現疼痛感，而這就是「慢性痛風石性關節炎」。

在這個時期，尿酸會沉澱在身體各處，然後堆積成瘤狀的「痛風石」（參考第四〇頁）。除此之外，還可能引起腎臟病變（參考第四一頁），或是各種併發症。痛風是絕對不可以忽視的疾病。

痛風發展的 3 個階段

●無症狀的高尿酸血症

▶ 尿酸值超過 7.0㎎／dℓ，尿酸堆積在體內，但沒有痛風發作等自覺症狀

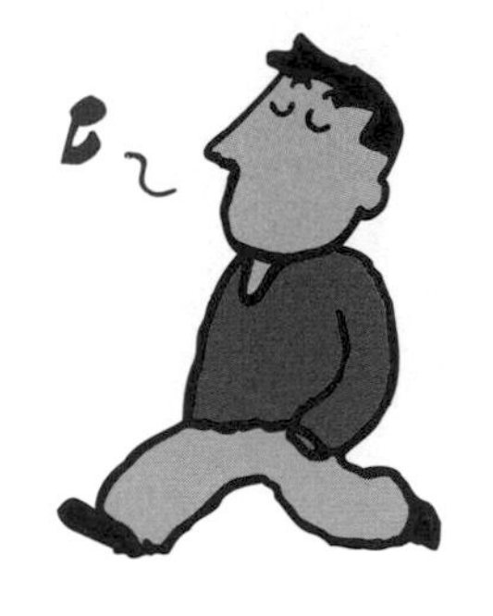

●間歇性痛風發作期

▶ 某天，腳拇趾突然產生劇烈疼痛感。疼痛感持續一個星期左右就會消失，但若不進行治療，還是有可能再次復發

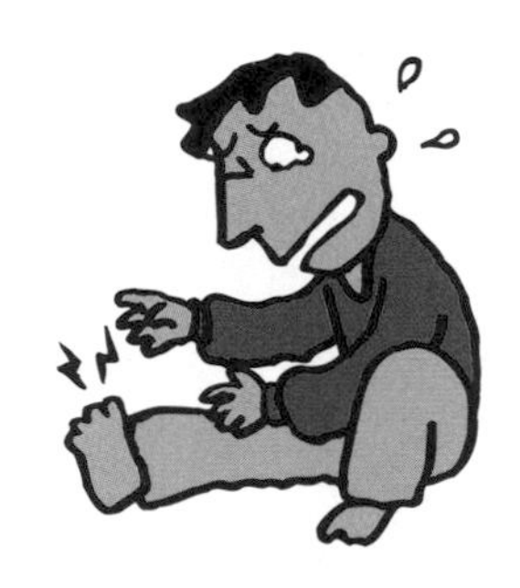

●慢性痛風石性關節炎

▶ 高尿酸血症患者在間歇性痛風發作期沒有採取適當的治療，才會發展至此階段。除了痛風石和腎臟病變外，也容易發生其他的併發症

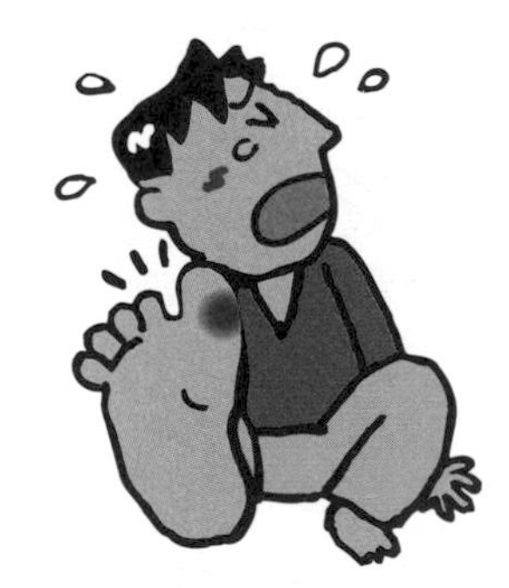

「痛風石」和「痛風性腎病變」是痛風惡化的證據

18 要特別注意 尿酸堆積成塊而引起的「痛風石」

痛風不但會伴隨劇烈的疼痛，尿酸值持續偏高還可能產生「痛風石」。體內過多的尿酸除了沉澱在關節部位，同時也會堆積於皮下，因而產生硬塊，這硬塊就是我們所說的痛風石。

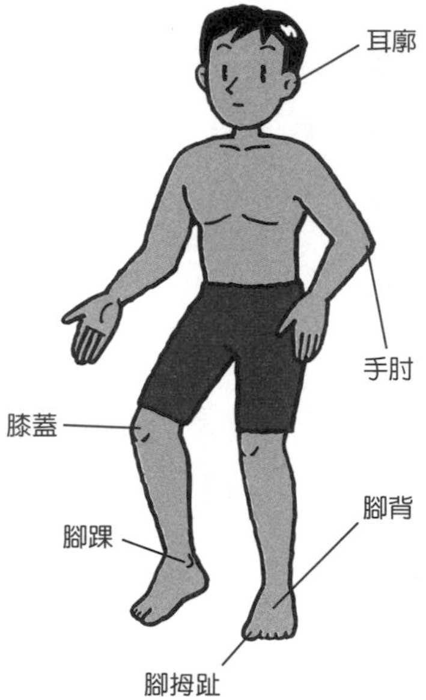

硬塊的大小和形狀皆不相同，有的大到十分明顯，有些小得像青春痘般。

硬塊出現的位置也不一定，但通常較易出現在體溫較低的膝蓋、腳踝等手腳關節處，以及腳背的皮下，或是耳廓等部位。

有時尿酸也會在腎臟等內臟沉積。

痛風石在形成之初是柔軟的，之後會逐漸變硬。按壓時並不會感到疼痛，但若不加以理會，會變得越來越大。如繼續惡化，就會開始破壞骨頭，這對身體健康來說是非常危險的。

19 出現痛風石 就表示病情已相當嚴重

容易出現痛風石的部位

耳廓
手肘
膝蓋
腳背
腳踝
腳拇趾

尿酸值偏高者只要接受正確的治療，通常不太容易產生痛風石。

相反的，當出現痛風石，表示尿酸值長期處於偏高的狀態，痛風應該已經發展至慢性痛風石性關節炎的階段（參考第三八頁）。

當病情發展至此階段，就算沒有發生危險的併發症，也應該盡早接受治療，設法降低尿酸值。

20 痛風性腎病變是最需要注意的併發症之一

在高尿酸可能引起的併發症當中，最需要注意的是痛風性腎病變。

尿酸沉澱在腎臟，可能會導致動脈硬化，以及腎臟功能降低的情形，這就是所謂的痛風腎。腎臟是忍耐力極高的臟器，即使尿酸堆積在腎臟造成負擔，導致腎臟功能受到影響，但腎臟還是不會出現疼痛等自覺症狀，因此，容易延誤發覺腎臟出現功能障礙的時機。

若是放著不管，堆積在腎臟和泌尿道的尿酸會結晶化，然後產生結石。大約有兩成的痛風患者會出現結石現象，其中又以草酸鈣造成的結石占大多數。

當泌尿道產生結石，下腹部和腰部會感到劇烈疼痛且伴隨著血尿，結石會阻礙尿液的排泄，進而影響腎臟功能，這樣就可能從腎臟功能不全惡化為尿毒症❹。

當腎臟受到損害時，容易引發其他的併發症，因此要特別小心。

❹：尿毒症不是一種病，是一個症候群。當腎功能幾乎全消失，無法將廢物排出體外時，會引起全身性的症狀，如噁心、水腫、無力、高血壓、貧血等。

「無症狀高尿酸血症」因沒有自覺症狀，使得病情繼續惡化

21 「無症狀高尿酸血症」患病人口數逐漸增加中

並非所有尿酸值高的人都會發生痛風。在高尿酸血症患者當中，只有一部分的人會發生痛風。

尿酸值高到隨時都有可能引發痛風，但痛風卻從未發作，甚至沒有任何症狀出現，這個狀態就叫做「無症狀高尿酸血症」，近年來，此類型的患者明顯增加中。

對於這類型的患者來說，尿酸值偏高並不會出現疼痛或不舒服等自覺症狀，因此很容易出現「雖然尿酸值偏高，但因痛風沒發作，不去理會應該也沒關係」的想法，這點要特別注意。

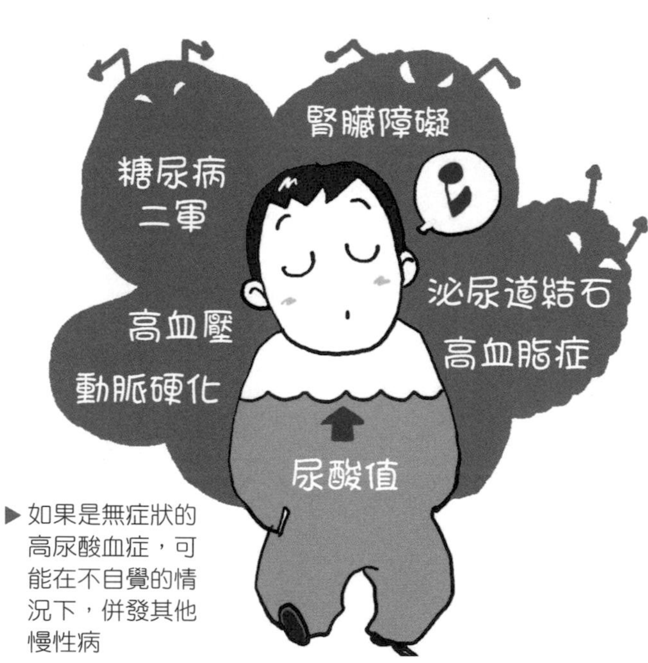

▶ 如果是無症狀的高尿酸血症，可能在不自覺的情況下，併發其他慢性病

22 只要「尿酸值偏高」就要特別小心

就算是無症狀的高尿酸血症，也有可能引起併發症（參考第四四頁）。在這個階段，非常容易產生泌尿道結石，也可能併發高血壓、高血脂症等慢性病。

若是置之不理，這些症狀只會越來越嚴重，想要改善慢性病，就要盡早想辦法降低尿酸值。有助於降低尿酸值的生活習慣，對於改善其他併發症同樣也具有效果。

除了改變生活習慣之外，如果尿酸值超過九·〇mg／dℓ，或者已經出現泌尿道結石、痛風性腎病變、高血壓等併發症且尿酸值超過八·〇mg／dℓ以上，就要採取藥物治療。

無症狀高尿酸血症的藥物治療時機（註八，見第一六九頁）

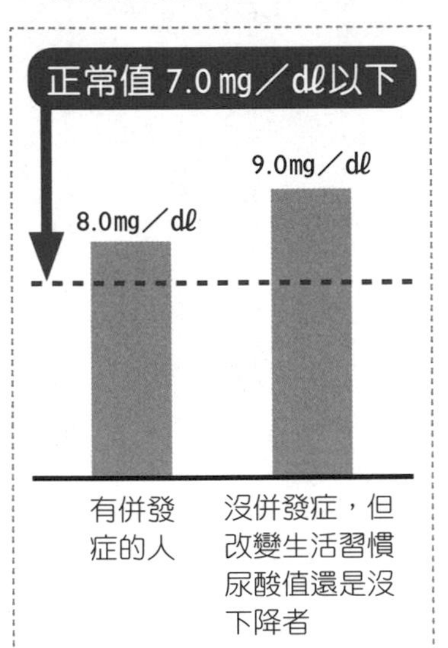

23 希望預防、早期發現，務必定期檢查

為能預防、早期發現無症狀的高尿酸血症，除了定期接受檢查外，別無他法。在健康檢查中，尿酸值一直處於偏高狀態的人尤其需要注意，尚未前往醫療機構接受治療的人，請盡早尋求專業醫生的幫助。

設法降低尿酸值，並且定期接受檢查，才能早期發現症狀，同時預防併發症的發生。

攸關性命的併發症，比劇烈疼痛還恐怖

24 小心！因劇烈疼痛引發攸關性命的慢性病

有關高尿酸血症、痛風，大部分的人都只會把焦點放在「會引起劇烈疼痛」上，所以經常忽略降低尿酸值的方法，其實只要願意做，一切都是可以預防的。

就算真的發生痛風，只要接受治療，並不用擔心死亡的威脅，但要注意，高尿酸血症會引發各種併發症，其中又以慢性病為主，例如心絞痛、心肌梗塞等心臟病，或是腦中風、腦出血等腦血管病變，這些都是會危及性命的疾病。

高尿酸血症、痛風真正恐怖的不是劇烈的疼痛，而是併發症。除了第四一頁介紹的痛風性腎病變之外，接下來要談的幾項併發症也要特別小心。

●高血壓

高尿酸血症、痛風和高血壓的關係相當密切，而且很容易相互併發。一旦併發就可能會發展成動脈硬化，引起腦中風和心臟病的可能性相當高。

在能夠降低血壓的降血壓藥當中，有些藥物會讓尿酸值上升（註九，見第一六九頁），因此尿酸值和血壓值皆高的人，一定要把狀況告訴醫生，讓醫生選擇適合的降血壓藥。

●高血脂症

高血脂症是血液中的膽固醇、三酸甘油酯（中性脂肪）等發生異常增加的狀況，現今罹患此疾病的人數急遽增加。高血脂症是尿酸值偏高的患者最容易併發的疾病，五〇%的高尿酸血症患者，會出現血脂異常❺的現象。

會造成尿酸值上升的生活習慣，通常也很容易引發高血脂症。高尿酸和高血脂兩者同時發作，可能會惡化至動脈硬化，接著就要注意是否會引發心臟病。

●糖尿病預備軍

糖尿病是因為胰臟分泌的胰島素發生異常，導致血糖值偏高的疾病。糖尿病患者增加的速度，讓糖尿病成為日本的國民慢性病（註十，見第一六九頁），我們要注意它可能引發的各種併發症。

大部分的高尿酸血症、痛風患者也是糖尿病前期患者❻，這是因為兩種疾病有許多共通的致病危險因子。

●心臟病、腦血管病變

心絞痛、心肌梗塞、腦中風等的引發原因都是動脈硬化，都是會危及性命的疾病。有高尿酸血症、痛風情形的人，因為較容易引起動脈硬化，所以也容易併發上述疾病。如果再加上高血壓、血脂異常或糖尿病等疾病，就會讓血管的負擔更加沉重。因此在併發症當中，只要是與動脈硬化有關的疾病，都需要格外的注意。

高尿酸血症的併發症

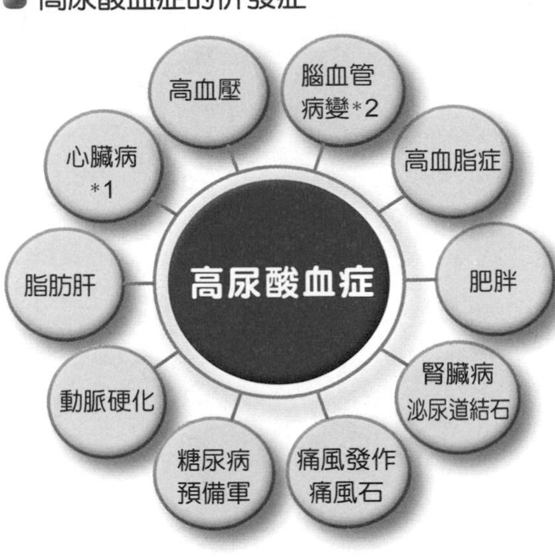

*1 心絞痛、心肌梗塞等

*2 腦梗塞等

❺：血液中的脂質（脂肪）異常增加的狀態，就稱為血脂異常。血脂異常又可分為高三酸甘油酯血症（高中性脂肪血症）、高膽固醇血症以及兩者皆高的混合型高血脂症。

❻：飯前血糖值一〇〇～一二五㎎／㎗即是糖尿病前期患者。

促使尿酸值上升的危險因子

25 除了肥胖和暴飲暴食，也要注意運動過度和水分攝取不足

尿酸值會因為各種原因而上升，但不是每一個原因都能得到明確的解釋，根據推測可能和遺傳體質、生活環境、生活習慣等有關。

造成尿酸值上升的危險因子，大致上包括了以下幾點。請千萬要注意！

●肥胖

肥胖不但是讓尿酸值上升的原因，同時也是導致併發症發生的要因。經證明得知，肥胖會使尿酸不易從腎臟排出。內臟脂肪增加會加速尿酸的製造，但肥胖且尿酸值偏高的人，只要進行適當的減重就能降低尿酸值。

●飲食過量

吃得太多，不但會讓體內製造出大量的尿酸，也會造成肥胖，所以要記住，吃八分飽就可以了。

●飲酒過量

酒精具有促進體內尿酸合成的作用，因此不管是哪一種酒，都會讓尿酸值上升。持續豪飲，可能造成腎臟的尿酸排泄功能降低。

啤酒不但含有酒精，而且普林含量也比其他酒精飲料要高，因此絕對禁止飲用。威士忌和燒酒雖然幾乎不含普林，但酒精成分較高，還是會讓尿酸值上升，也不宜多喝。

●劇烈運動

適度做一些不會對身體產生負擔的運動，如慢跑、騎腳踏車等有氧運動，對於改善尿酸值很有效。但若是做超過自己所能承受的劇烈運動，反而會讓尿酸值上升。

●壓力

雖然目前尚不清楚壓力究竟是如何影響尿酸值，但從各項調查可以得知，壓力確實會促使尿酸值上升，屬於中階管理階層的人尤其應該要特別注意這個狀況。

另外，壓力也會讓血壓上升，成為引發各種慢性病的導火線。

●其他

腎臟功能障礙、遺傳和體質，日常水分攝取不足等也可能是危險因子。

你是高尿酸血症、痛風的高危險群嗎？

- □ 男性
- □ 30 歲以上
- □ 肥胖
- □ 管理職
- □ 經常暴飲暴食
- □ 高血壓
- □ 常喝含糖飲料
- □ 服用利尿劑
- □ 有腎臟方面的疾病
- □ 常感壓力
- □ 家族中有人罹患痛風
- □ 喜歡劇烈運動

▶ 你符合了幾項呢？ 4 項以上的人要注意

根據痛風的危險性和有無併發症，決定是否接受藥物治療

26 改善生活習慣，就能降低「稍高」的尿酸值

想將偏高的尿酸值控制在正常範圍內，最好的方法就是一邊進行藥物治療一邊改變生活習慣。

話雖如此，也不能突然就施以藥物治療。就如第三四頁所說，在健康檢查時，若發現尿酸值稍微超過正常值七．〇mg／dℓ一些，只要沒有出現痛風症狀，可先改變生活習慣，再觀察之後的狀況有無變化即可。

其實只要高尿酸血症不太嚴重，單單改變生活習慣應該就能讓尿酸值下降，並且控制在正常範圍之內。

有一點要在此特別呼籲，透過改變生活習慣使尿酸值下降並不難，但達到目標後千萬別因此而大意，一定要繼續維持良好的生活習慣，因為這樣不但能控制尿酸值，也可以預防其他慢性病的發生。

27 就算已使用藥物療法降低尿酸值，還是別忘改變生活習慣

罹患高尿酸血症，發生痛風的危險性就會很高，而且還可能引發不少併發症，有些人在經過醫生的診斷之後，有可能需要進行藥物治療。一般來說，降低尿酸值的降尿酸藥物非常有效，開始進行藥物治療後，多半可以輕鬆地降低尿酸值。

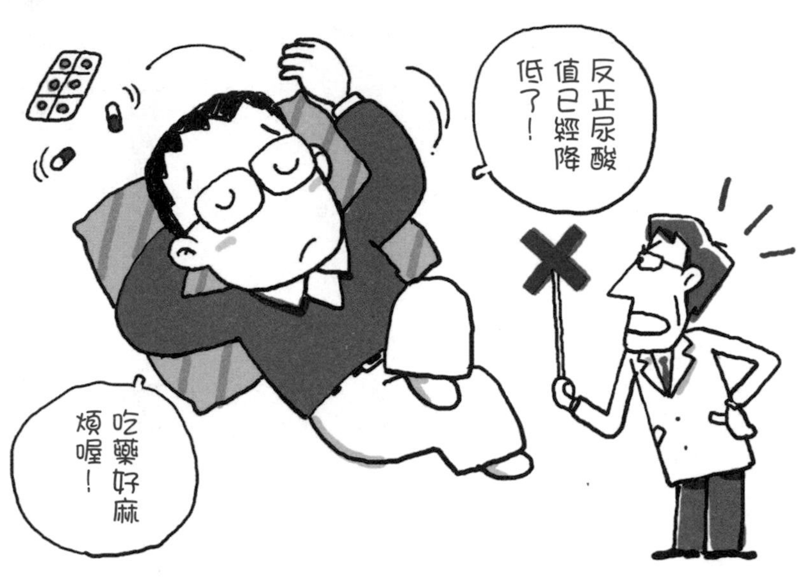

▶ 單靠改變生活習慣還是無法讓尿酸值降低，就必須進行藥物治療。請遵守醫生指示服用藥物

通常透過改變生活習慣卻無法讓尿酸值順利下降時，只要使用藥物就能輕鬆控制，因此有些人可能會出現「只要吃藥就好了，不用改變不良生活習慣」的想法。請注意，千萬不要有這樣的心態。改變生活習慣是藥物治療的前提，調整生活模式和藥物就像腳踏車的兩個輪子，絕對不能忽略任何一方。

28 就算尿酸值穩定，也不能自行斷藥

另外，還有一點也要特別注意，有些患者以藥物療法降低尿酸值之後，就會擅自停止服藥，或是自己減少服用的藥量，這是絕對要避免的。（詳細說明請見第七章）

停止服用藥物，尿酸值馬上就會恢復到原來的狀況。藥物療法需要長時間的進行，一定要遵守醫生的指示服藥（註十一，見第一六九頁）。

症狀和痛風相似的其他疾病

29 和痛風症狀類似的疾病及其特徵

經常聽到這樣的例子：因為腳感到非常疼，懷疑是大家口中的痛風，於是慌張地跑到醫院，才確定其實根本和痛風無關。

事實上，有許多疾病的症狀的確和痛風類似，有些甚至連專業醫生都很難判斷，不過只要了解容易和痛風混淆的其他疾病的特徵，就能避免產生多餘的不安感。

下面介紹幾種代表性的疾病，提供給各位參考。但還是特別呼籲，當手腳感到劇烈疼痛時，無論如何都建議到醫院接受檢查。

●拇趾外翻

腳拇趾的關節腫起來，且拇趾外側鼓起，會出現劇烈的疼痛感，這是拇趾外翻的特徵，造成原因可能是因為穿高跟鞋、尺寸不合的鞋子，或者因為運動並重複同樣動作，對腳拇趾關節處施壓所造成。

拇趾外翻疼痛的部位和痛風一樣，腫脹的情形也很類似，所以相當容易弄錯，但因為造成原因完全不同，只要透過檢查就能做出正確判斷。

●變形性關節炎

這是中年人或從事劇烈勞動的人容易發生的疾病，起因是關節老化。變形性關節炎在關節部位會發炎且積水，並出現紅腫、疼痛情形。

從檢查關節液和X光檢查就可做出判斷。

●假痛風

如字面上的意思，也可稱為「假性痛風」，症狀和痛風非常類似。產生疼痛的過程和痛風幾乎相同，但痛風是因為尿酸所引起，而假痛風則是鈣質結晶化之後，堆積在關節所造成。

假痛風的患者大多是高齡者（註十二，見第一六九頁），疼痛感多出現於膝蓋等身體較大關節處，紅腫的時間比痛風長，劇烈的疼痛感在出現數天後會自動消失，這點和痛風很相似，不過只要經過X光檢查（註十三，見第一六九頁），就能做出正確判斷。

●類風濕性關節炎

從關節會感到疼痛這點來看，類風濕性關節炎是最容易被誤認為痛風的疾病。

類風濕性關節炎和痛風不同之處，是疼痛的情形。痛風大多時候只會在一處關節產生劇烈疼痛感，大約一個星期左右就會消失；類風濕性關節炎則是在手腕、手指等多數關節出現抽痛感，而且時間越長疼痛感越劇烈（註十四，見第一六九頁）。

九〇%的痛風患者都是男性，而類風濕性關節炎則有七〇%是女性患者，這也可以做為判斷線索之一。

●其他疾病

化膿性關節炎、頸椎變形症、腰椎變形症等，也會出現手腳關節部位疼痛的症狀，很容易被誤認為是痛風。

大致上，關節部位發炎且會紅腫疼痛的疾病，就像「扭傷」一樣，有各種不同的種類，數都數不清。對於不明原因的症狀，一般人最好不要擅自判斷，前往醫院接受醫生診斷才是上策。

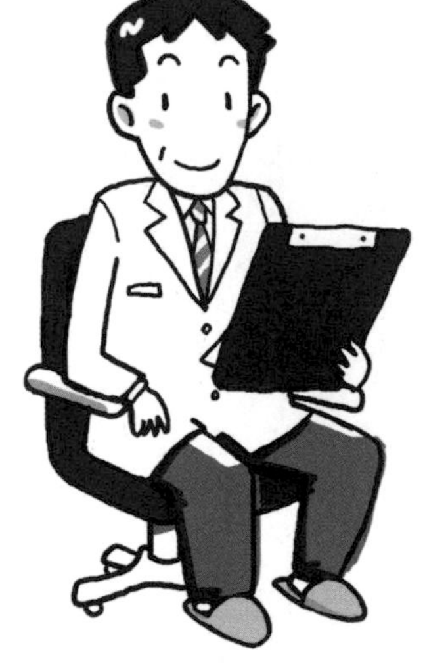

▶不明原因的症狀發生時，一定要到醫院接受檢查。

名醫小講堂

痛風是天才病？！

痛風又稱為「富貴病」或「帝王病」，是權力者或有錢人等特權階級者才會罹患的疾病。進一步研究歷史上有名的痛風患者，包括亞歷山大大帝、凱撒大帝、達文西、牛頓、達爾文、斯湯達爾等，都是帝王、大藝術家、科學家、文豪等。我想除了富貴病、帝王病，痛風應該也可說是屬於天才的天才病吧！

亞歷山大大帝是希臘時代的大帝，因此痛風的歷史可追溯至西元前。更令人感到驚訝的是，在埃及發現的木乃伊也發現到痛風發病的跡象，我想他應該是某個朝代的統治者吧！

和古代的特權階級相比，現代人生活的奢華程度一點也不遜色。每天交替享受牛排、炸豬排等美食；在家就能品嚐世界各地的美酒；比起馬車，能夠搭乘更舒適的電車和汽車；經常把樓梯擺在一旁，理所當然地使用手扶梯或電梯……，種種生活習慣使得體重不上升都難！且我們現在身處的社會，生活緊繃、壓力大，這些都是容易引發痛風的原因。

每個人都可能罹患痛風，這句話絕對不是隨口說說、任意嚇唬人的！

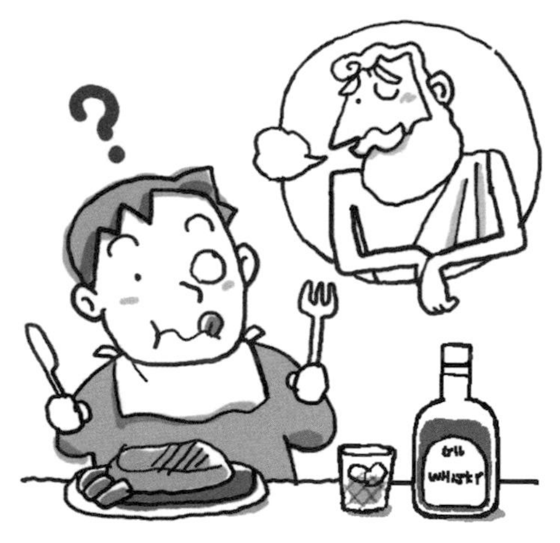

2

肥胖是健康大敵！請努力預防和消除肥胖

檢測你的「肥胖危險程度」！

以下幾個問題當中，符合敘述者或認為正確者請打勾，每勾選一項算一分。

□最近體重增加，腹部有多餘的脂肪
□特別喜歡吃肉
□邊喝酒邊吃像烤肉這樣的高脂肪下酒菜
□飲食不規律，經常不吃早餐，偶爾還會暴飲暴食
□晚餐很晚才吃，睡覺前還會吃宵夜
□大部分時間都是坐在辦公室裡工作，不常活動身體
□沒有運動的習慣，休假在家也是東躺西躺的
□爬樓梯太累了，盡可能避免
□覺得中年發福是無可奈何的
□就算會嘗試減重，但一般都無法持續下去

【評分】

○總分在 2 分（含）以下

目前的習慣可以使你維持理想的體重，但不要太大意，還是要常常審視自己的飲食和運動習慣。

○總分在 3 ～ 7 分之間

不知不覺中，脂肪開始在內臟囤積了吧？請從現在開始努力擊退肥胖吧！

○總分超過 8 分（含）以上

再繼續這樣下去，恐怕很難消除肥胖，而且高尿酸血症可能正在加速形成中。請盡快改變你的生活習慣吧！

肥胖和高尿酸血症的關係密切

30 肥胖者的尿酸值偏高，體重下降多數人的數值就可恢復正常

並不是尿酸值偏高的人都有肥胖的問題，體型不胖的人也不是就絕對沒有尿酸值偏高，或罹患痛風的可能。肥胖和尿酸值的多寡沒有百分之百的關聯性。

但根據檢查報告顯示，肥胖者的尿酸值，通常會比正常值稍微高一些。「肥胖是慢性病的溫床」這一點無庸置疑，從調查數據來看，雖然不是全部的肥胖者都有高尿酸的情形，但不可否認的，兩者關係相當密切。

不過值得開心的是，體型肥胖而且尿酸值偏高的人，只要努力減重，多數人的尿酸值都會跟著體重一起下降。

31 導致肥胖的生活習慣同樣也會促使尿酸值上升

談到肥胖，就絕對不能不提到生活習慣。大多數肥胖者都有「吃得太多、暴飲暴食、嗜吃甜食」等不良的飲食習慣，而且通常過著運動不足、壓力過大的生活，這些不理想的生活習慣都會促使尿酸值上升。

吃得太多是造成肥胖的原因，同時也會讓體內的尿酸增加，如果再加上運動不足、壓力過大，就會讓體內產生更多的尿酸。

為了降低尿酸值，讓尿酸值能夠維持在正常的範圍內，肥胖者當然要盡早開始減重，而目前還不算胖，但是經常吃得太多的人，同樣也需要改變快食的飲食習慣。

力。

另外，平時也要進行適度運動，並設法紓解壓

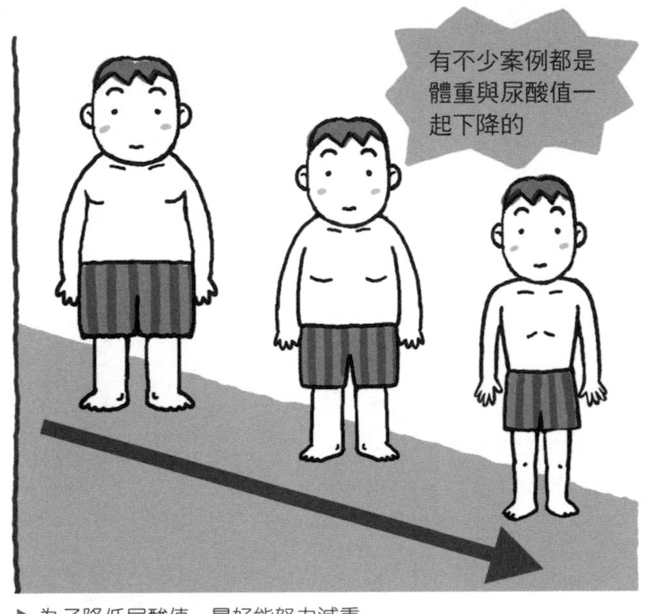

▶為了降低尿酸值，最好能努力減重

32 皮帶孔增加1格，壽命可能就會減少5年

雖然目前沒有確切的數據證實這樣的說法，但最近的確有不少醫生紛紛表示：腰圍鬆一格，壽命可能縮短五年❶。我想就算不是五年這麼驚人的數字，也至少會縮短一年吧！肥胖對慢性病的影響真的很大！

為了讓尿酸值能維持在正常範圍內，並且避免慢性病纏身，努力地消除肥胖是非常重要的。

❶：腰圍是判斷肥胖與否的健康指標之一，目前台灣的判定標準是：男性腰圍超過三五腰（九〇公分），女性腰圍超過三一腰（八〇公分），即屬於內臟型肥胖。腰圍數字越大，罹患慢性病的機率越高。

痛風和代謝症候群的關係

33 代謝症候群會引發各種疾病

最近常聽到「代謝症候群（Metabolic Syndrome）」。或許不少人認為，這只是肥胖引起的問題。

正確地說，代謝症候群是指：個人身體內「儲存了內臟脂肪」，而且在「高血壓、高血糖、高血脂」三項疾病當中，同時罹患兩個以上的狀態❷。有關內臟脂肪的診斷標準，日本是以「腰圍」來做判斷，男性超過八五公分，女性超過九〇公分以上❸（近來下修為：女性超過八〇公分以上）。

請注意，腰圍超過標準，罹患動脈硬化、糖尿病等慢性病的危險性將大幅提升。

34 尿酸值和代謝症候群會相互影響

有不少痛風患者，同時也罹患了代謝症候群。

代謝症候群和痛風的關係目前尚不明確，而且在代謝症候群的判斷標準中，並不包含尿酸值這一項。不過根據統計數字我們可以清楚地知道，尿酸值越高就越容易罹患代謝症候群，而且罹患代謝症候群的人，通常尿酸值都是偏高的。

因此，在治療高尿酸血症和痛風的同時，也要檢查是否有代謝症候群的問題。特別提醒有此困擾的人，除了控制體重、消除肥胖之外，也需要針對高血壓進行適當的治療。

35 為減輕併發症所帶來的傷害，就要先減輕體重

如果忽略代謝症候群而置之不理，接下來可能

會引發糖尿病等問題，或發展成動脈硬化，並引起缺血性心臟病、腦血管病變等疾病，是相當危險的。

不光是高尿酸血症、痛風，為了不引發其他各種恐怖的併發症，面對代謝症候群最好能早期發現早期治療。而努力消除造成代謝症候群的元凶——肥胖（內臟脂肪堆積），是最為重要的。

你的腰圍是多少？

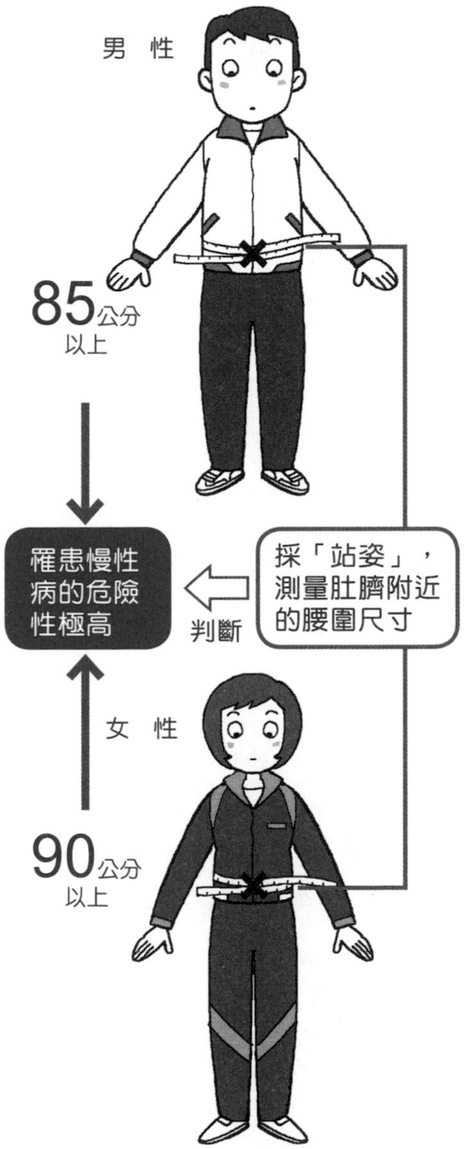

男 性

85公分以上

女 性

90公分以上

採「站姿」，測量肚臍附近的腰圍尺寸

判斷

罹患慢性病的危險性極高

▶雖然有人不太認同「男性腰圍85公分，女性腰圍90公分」的標準，但應該還是可以把它當作參考值，努力減少內臟脂肪

❷：台灣代謝症候群的診斷標準為：下列5項中符合任3項或3項以上者即是。

①男性腰圍≧九〇公分，女性≧八〇公分

②血中三酸甘油酯（中性脂肪）值：≧一五〇mg／dℓ

③血中高密度脂蛋白膽固醇：男性＜四〇mg／dℓ，女性＜五〇mg／dℓ

④血壓：收縮壓≧一三〇mmHg，舒張壓≧八十五mmHg

⑤空腹血糖：≧一〇〇mg／dℓ

❸：台灣內臟脂肪診斷標準：男性腰圍≧九〇公分，女性≧八〇公分。

減重前先知道自己的ＢＭＩ值和理想體重

36 全世界肥胖人口數與日俱增，將來日本可能超過２６００萬

解決肥胖問題並不如想像中的簡單。從世界的肥胖人口數不斷攀升，美國約六〇〇〇萬人，中國約兩億六〇〇〇萬人可以看出端倪。

日本當然也不例外，根據平成十四年（西元二〇〇二年）厚生勞動省的發表可知，肥胖人口當中，男性約有一三〇〇萬人，而就連平常熱中減重的女性也大約有一〇〇〇萬人，總計共約二三〇〇萬人有肥胖的問題，和二十年前相比，大約增加了兩倍之多。

正因為處於飽食時代，才更需要養成健康的生活習慣，並積極地預防肥胖。

37 從ＢＭＩ和「腰圍」判斷肥胖程度

想解決肥胖問題，就必須先知道自己的肥胖程度，以及應該維持的理想體重是多少。

有關理想體重，現在一般都是使用ＢＭＩ（Body Mass Index）為指標。

ＢＭＩ是以「體重÷身高（公尺）÷身高（公尺）」所得出的數值來判斷肥胖程度，如果數值在一八．五～二五之間，那麼就表示體重合乎標準。

如果ＢＭＩ值是二二，那麼表示你的體重是所謂的「理想體重」，這意味著你是最不容易得到慢性病的一群。

理想體重可以「身高（公尺）×身高（公尺）×二二」來計算，建議用來作為減重時的參考。進行減重計劃時，要特別注意採取激烈的減重方式，可能會出現尿酸值上升的反效果。請仔細閱讀本書第六二～六七頁的減重方法和注意事項，以正確的方法來減重吧！

BMI（Body Mass Index）的計算方法

BMI

＝

體重 ÷ 身高 ÷ 身高
（公斤）（公尺）（公尺）

【例】

身高 170 公分，體重 76 公斤的人

BMI=76÷1.7÷1.7=26.3

判斷

25.0以上	⇒	肥胖
18.5以上，未達25.0	⇒	正常
未達18.5	⇒	過瘦

你的理想體重？

理想體重

＝

身高 × 身高 × 22
（公尺）（公尺）

【例】

身高 170 公分的人

理想體重＝ 1.7×1.7×22 ＝ 63.6（公斤）

＊只要維持理想體重，就不容易得到慢性病

肥胖的2大類型，和不易察覺的「隱性肥胖」

38 男性較多為「蘋果型肥胖」，女性多「西洋梨型肥胖」

根據脂肪位於身體的位置，可將肥胖體型分成「蘋果型肥胖」和「西洋梨型肥胖」兩種。

所謂蘋果型肥胖，是指脂肪並不是囤積在上半身或下半身，而是集中在腹部。

而西洋梨型肥胖，則是脂肪只分布在臀部和大腿，也就是脂肪囤積在下半身的肥胖類型。西洋梨型肥胖多出現在女性身上，因為脂肪不是囤積在體內，而是在表面，也就是皮下脂肪較為豐厚，雖然外表不太美觀，但對內臟不會有任何影響，對健康來說，並不會造成太大的問題。

39 「蘋果型肥胖」就是「內臟脂肪型肥胖」

比較需要擔心的是「蘋果型肥胖」。此類型屬於脂肪大量囤積在腹部，也就是內臟四周的「內臟脂肪型肥胖」，較常出現在中年男性身上。

會對高尿酸血症、糖尿病和痛風等慢性病造成影響的，大多是這類型的肥胖。

在介紹代謝症候群（參考第五七頁）時說明的「男性腰圍尺寸超過八五公分、女性腰圍尺寸超過九〇公分」就是蘋果型肥胖❹，需要適當的減重，消除內臟脂肪。

2 種常見的肥胖類型

●蘋果型肥胖
（內臟脂肪型肥胖）

▶ 脂肪會囤積在腹部（內臟四周）的類型。大多和慢性病有關，且經常出現在中年男性身上

●西洋梨型肥胖
（皮下脂肪型肥胖）

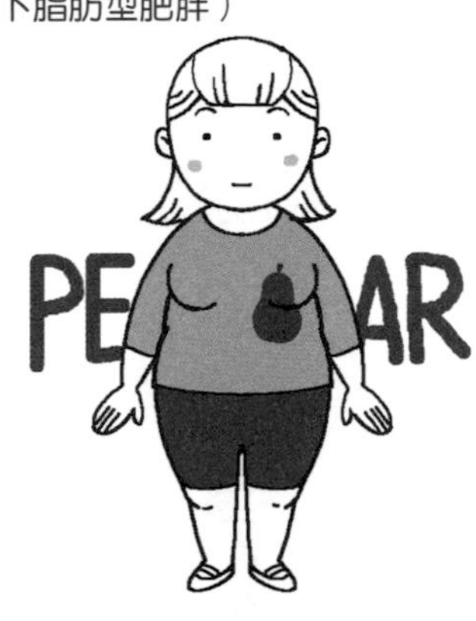

▶ 脂肪堆積在皮下的類型。肥胖的部位包括臀部和大腿、下腹部等下半身。不會像內臟脂肪型肥胖那樣對身體健康造成很大的影響。女性多為此類型的肥胖

40 連自己都很難察覺到的「隱性肥胖」

最近，有許多人意識到肥胖對健康的壞處而開始努力控制體重，這是非常不錯的想法，但有時卻會引起一些意想不到的問題。

有不少人外表看起來很纖瘦，從BMI值來看，也完全沒有肥胖的跡象，雖然其實是肚子很大的大腹翁或大腹婆，但卻符合男性腰圍八五公分以下，女性腰圍九〇公分以下的標準❺。

經過檢查，發現這些人的腹部囤積了相當厚實的脂肪，也就是屬於「內臟脂肪型肥胖」，但因為外表不明顯，所以大部分的人很難察覺，因此又稱為「隱性肥胖」。這類型的肥胖需要特別預防痛風和慢性病纏身。

❹、❺：台灣判定蘋果型肥胖（內臟脂肪型肥胖）的標準是：男性腰圍≧九〇公分，女性≧八〇公分

推薦給高尿酸患者的減重方法

41 減重無法一蹴而成，一定要選擇正確的瘦身方法

前面提過，肥胖的人比較容易罹患高尿酸血症、痛風，所以必須減重。但一般來說，肥胖的人喜歡吃高熱量的食物，而且運動機會比較少，相較於一般人，肥胖者要控制體重更加不易。

對尿酸值較高的人來說，有沒有輕鬆就能減重成功的方法呢？

非常遺憾的，世界上並沒有那種保證輕鬆減輕體重的萬能減重方法。想要消除肥胖沒有什麼祕訣，就是注意飲食內容，並養成適度運動的習慣。

減重無法一蹴而成，選擇正確的方法才是王道。

42 不要進行太過激烈的減重，「按部就班」才正確

接著，讓我們來了解有助於減重的運動和飲食重點。

第六三～六五頁的「運動三原則」、「飲食六原則」，不僅是理想的減重方法，更是建議培養的生活好習慣。高尿酸血症是極具代表性的慢性病，改變生活習慣就能扭轉健康狀態。

在運動方面特別呼籲，「勉強採取激烈的減重法，最後復胖，甚至比之前更胖」這樣的案例時有所聞，不要太過心急，按部就班地進行，一步一步減輕體重吧！

預防、消除肥胖的運動 3 原則

1 每天至少進行 30 分鐘的有氧運動，每星期至少 3 次

可以的話，最好每天都能走路 30 分鐘，或是一星期至少走 3 次，走一天休息一天

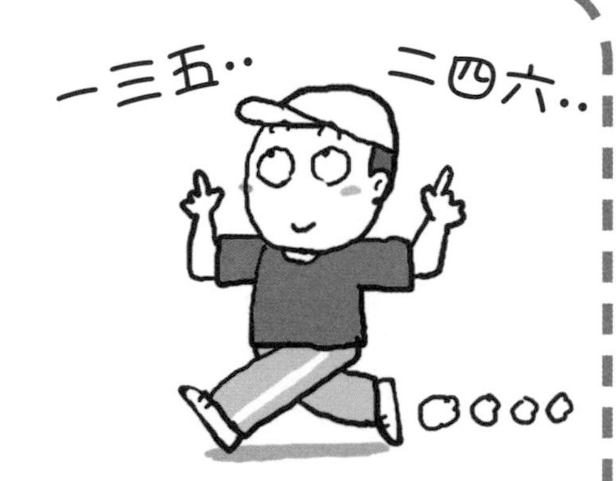

2 工作和家事的空檔，要隨時活動身體

做柔軟操和伸展體操都可以。定期伸展身體，就算只是轉動頸部和身體，只要能持續進行，就是很不錯的運動

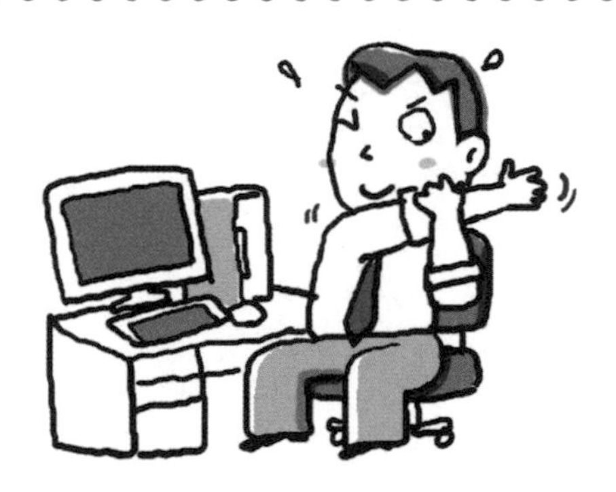

3 不要搭乘手扶梯或計程車，盡可能多走路

貪圖方便是肥胖的根源，盡可能用自己的雙腳走路

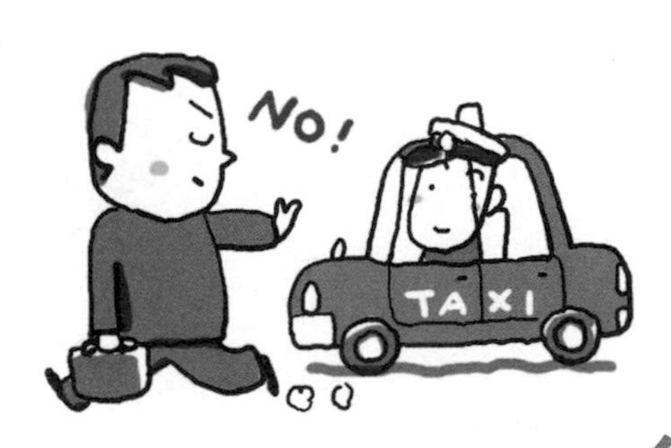

預防、消除肥胖的飲食 6 原則

1 早餐一定要吃，三餐要正常且有規律

若是用餐時間間隔太長，很容易不小心就吃太多。而且用餐次數越少，體脂肪就越容易囤積，要特別注意

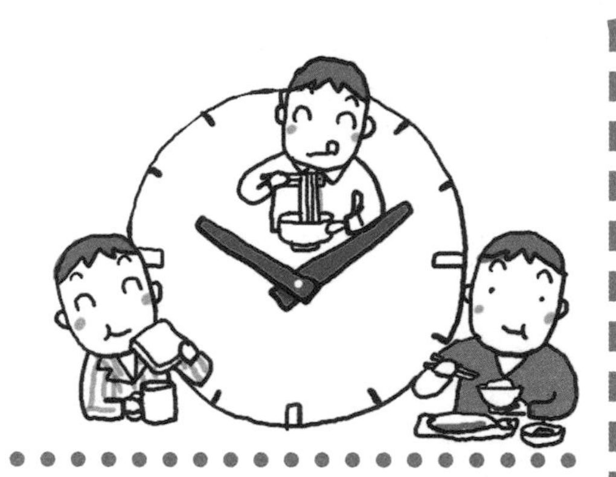

2 避免暴飲暴食，遵守八分飽原則

食量很大的人是不可能健康減重成功的，請遵守八分飽原則。外食時，盡量不要吃擺盤裝飾食材，以免吃下過多熱量

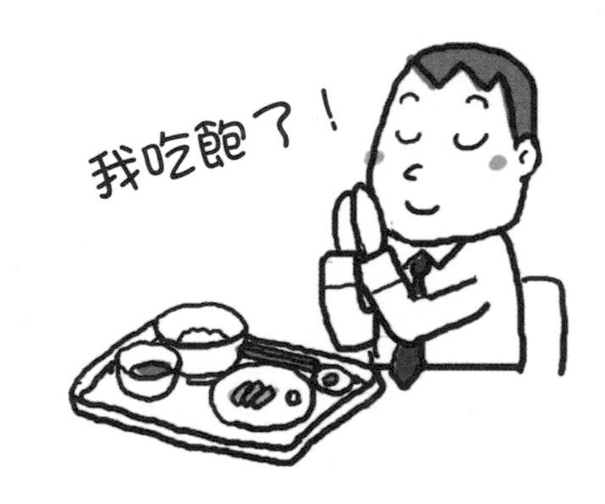

3 控制脂肪和糖分的攝取，補充足夠的膳食纖維

炸物或脂肪較多的肉類、水果、含糖量較高的食物都要盡量避免。要多攝取蔬菜、海藻、蕈菇類等膳食纖維含量豐富的食物

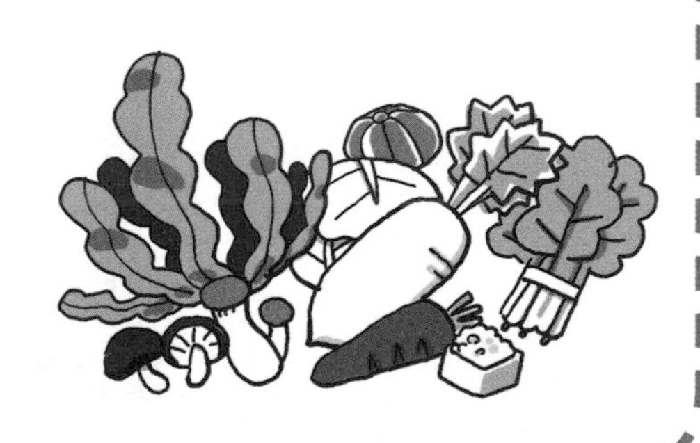

4 口味要清淡

口味較重的菜餚很容易讓人一口接一口。試著習慣口味較淡的菜色，仔細品嚐食材本身的味道

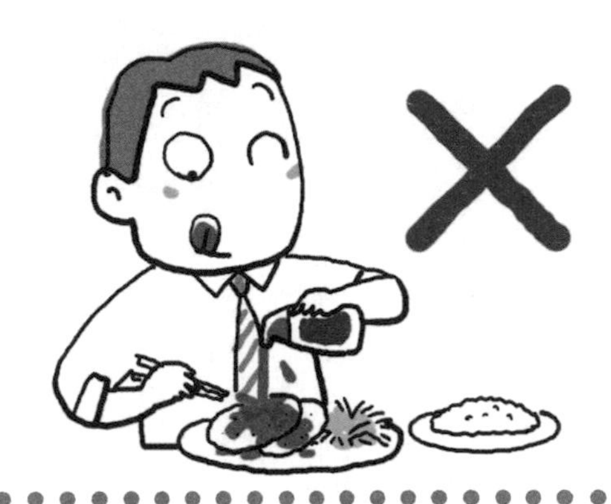

5 細嚼慢嚥

東西吃太快，很容易在身體還沒感到飽足之前就吃過量了。請細嚼慢嚥

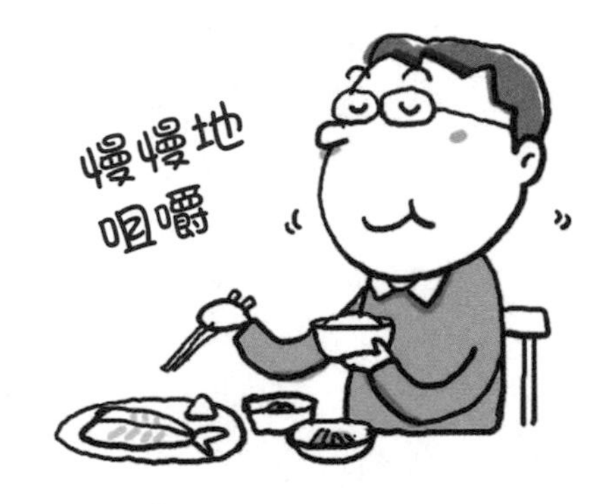

6 不要吃點心，晚上九點之後就不再進食

三餐小心控制，但對甜點、蛋糕卻沒有絲毫抵抗力，這樣可不行！ 記住，就連加進咖啡和紅茶的牛奶、砂糖都要控制分量

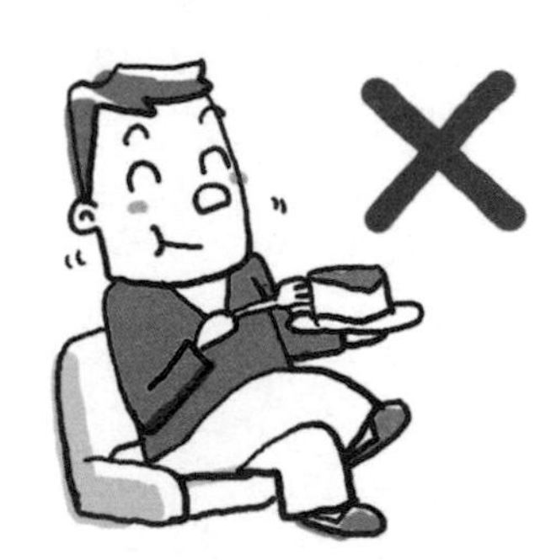

輕鬆快速減重法是危險的！小心出現反效果

43 短時間就能瘦下來的減重方法，通常缺乏科學根據

雖然現在大家追求健康風，但各種稀奇古怪的減重方法還是相當氾濫。試著在網路搜尋「減重」一詞，馬上就會出現上億條相關資訊。

擁有豐富的資訊並不是壞事，但令人擔心的是，在這麼多資訊當中，「缺少科學根據」和「會對健康產生負面影響」的方法非常多，這一點要特別小心。

尤其要注意的，是講求速效性的減重方法。「一個月就能減掉幾公斤」和「馬上就能瘦十公斤」的神奇效果雖然令人心動，但這些減重方法太危險，最好別輕易嘗試。

44 迅速變瘦有害健康，而且還可能出現溜溜球效應

短時間內就能瘦好幾公斤，顯示出兩個致命的問題。第一個就是體重在短期內迅速減輕，身體的脂肪確實會減少，但相對的，肌肉量和骨質密度也會跟著減少。這樣的改變也可能會對神經系統產生影響，並導致荷爾蒙失衡，甚至發生自律神經失調等嚴重問題。

另外一個問題，就是執行「只攝取一種特定食物，或者是極端限制食量」等激烈的減重方法，都可能讓自己感到莫大的痛苦，就算短期間沒什麼問題，通常很快地就會超過忍耐的極限。

之後就會像水庫潰堤般，演變成暴飲暴食的狀

態，然後就會復胖，體重一下子恢復到原來的狀況，甚至比之前還要重，而這就是所謂的「溜溜球效應」。

會有前述狀況的發生，是因為過度劇烈的減重，使得身體脂肪組織為了應付飢餓狀態，而變得更加發達所致。

45 減重並不是比賽誰減得快的遊戲，最好半年減3至4公斤

減重沒有捷徑，就算有，效果肯定也是短暫的，最後還可能損害健康，而且體重說不定還會比之前更重。

減重並不是比賽誰的體重下降得比較快的遊戲，根本不需要講求快速。

我建議不妨透過「正確的飲食」和「適量的運動」，花一至兩個月的時間，以減少五〇〇克至一公斤為目標。斟酌自己的體質和環境等因素，設定適當的目標，我想半年減少三到四公斤應該不成問題。這樣不但不會太勉強，而且只要確實改變飲食和運動習慣，大部分的人應該都可以做到。

如果能夠堅持下去，正確的減重法不會對身體產生負擔，不但可以做到「健康瘦身」，更幾乎不需擔心復胖。

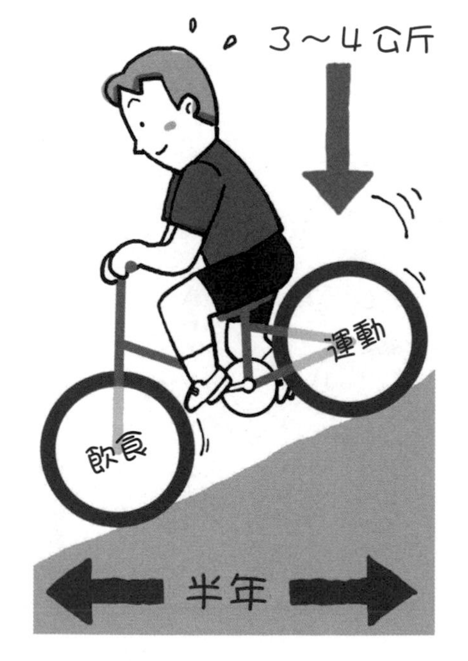

名醫小講堂

看起來很瘦，尿酸值卻偏高，問題出在哪？

似乎不少人都有這樣的疑惑：不論計算 BMI 值（參考第 47 頁），或是測量腰圍尺寸都在正常範圍內，腹部看起來也不大，基本上算是纖瘦體型，且平時也很注意生活習慣，為什麼尿酸值還是很難降下來呢？

一般來說，只要能解決肥胖問題，就能使尿酸值獲得改善。但有些人會因為聽說某樣食物對身體很好就大量攝取，或是因為想瘦下來就拚命運動，這樣的做法不但對健康無益，反而對身體不好。

要讓尿酸值恢復正常，其實和飲食方法、熱量、生活型態、飲酒量、運動方式和運動量等各方面都有關。許多人雖然有心想要養成正確的生活習慣，但卻會在某些意想不到的地方出現盲點，然後陷入「明明很努力改變，但尿酸值卻怎麼也降不下來」的困境中。

有任何疑問，請別認為自己就可以解決，最好還是尋求醫生或營養師的幫助。讓專家幫你找出問題點，讓「降低尿酸值」不再那麼難以達成。

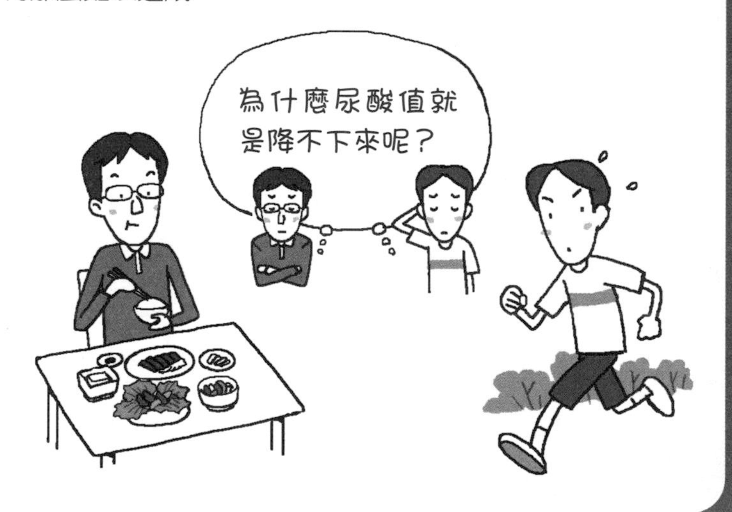

3

改善高尿酸血症的飲食方法

檢測你的「飲食健康度」！

以下幾個問題當中，符合敘述者或認為正確者請打勾，每勾選一項算一分。

□愛吃美食，喜歡四處品嚐美食
□喜歡豬肝或秋刀魚腹部等動物內臟，而且經常吃
□愛喝含糖飲料
□不喜歡蔬菜，所以不常吃
□餐桌上幾乎不會出現海藻類
□餐後一定要吃水果或蛋糕等甜點
□吃飽之前絕不停手
□喜歡吃一些很油，味道又很鹹的菜餚
□不吃早餐，會吃宵夜，飲食相當不規律
□經常外食或買超商的便當

【評分】

○總分在 3 分（含）以下

你的飲食習慣還蠻健康的，不過只要勾選一項，就絕不能掉以輕心。還是把不好的習慣改掉吧！

○總分在 4 ～ 7 分之間

痛風正靜靜等待發作的機會，請慢慢改善尿酸值偏高的狀態！

○總分超過 8 分（含）以上

這絕對是「會引起高尿酸血症的飲食」。繼續這樣下去是非常危險的，請盡早改變自己的飲食習慣。

審視飲食習慣的6個關鍵點

46 只要改變飲食，就可能讓尿酸值迅速下降

導致尿酸值上升的主要原因之一，就是擁有「錯誤的飲食習慣」。在健康檢查時發現尿酸值偏高的人，大部分都有暴飲暴食或偏食的傾向。

想要改善高尿酸血症，首先要注意飲食，具體來說，就是要重新審視自己的飲食攝取量和品質。尤其是分量，更要特別注意。

事實上，有不少藉由改變飲食讓尿酸值迅速下降至正常值的例子。尿酸值偏高的人，請思考下面幾點。

●是否暴飲暴食？

就如前面所說，「吃過量而造成肥胖」是讓尿酸值上升的最主要原因之一。尿酸值偏高的人，大多有肥胖問題，而體型肥胖的人，尿酸值也都偏高。大部分的痛風患者也都有吃太多的自覺。

最近成為話題的內臟脂肪，也和尿酸值關係密切，第八二～八三頁有減少攝取脂肪的方法，請跟著這樣做，讓自己維持在理想的體重範圍內。

●吃飯是否狼吞虎嚥？

吃飯時間不定，早餐或午餐不吃，經常隔餐進食，很容易狼吞虎嚥地吃下過多的食物，這樣的飲食習慣確實會讓尿酸值上升。

若是晚餐不吃，深夜喝酒後再吃一碗豚骨拉麵，更是雪上加霜。

●有沒有偏食的習慣？

經常可以聽到「尿酸值偏高的人最好不要吃肉」。的確，包括魚類在內，有部分的肉類含有高普林。

但是肉類含有三大營養成分中的蛋白質和脂質，從營養層面來看，是不可或缺的食物。只要別吃過量，就不需擔心攝取過多的普林。

請注意，千萬不要極端的偏食，盡可能遵守少量但多樣的原則。

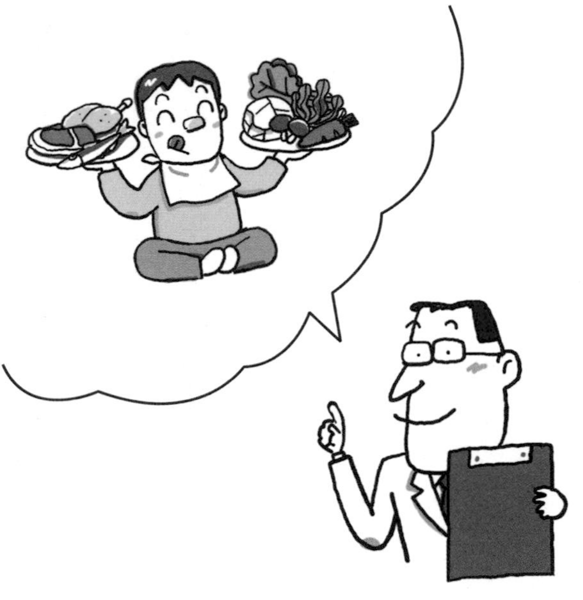

▶飲食均衡，遵守「少量多樣」原則，就能改善高尿酸血症

●有沒有吃太多含高普林的下酒菜？

烤雞肝或燉煮內臟，如鮟鱇魚肝、鱈魚精巢、鮪魚、鰹魚、花枝、沙丁魚、鮭魚卵、鱈魚卵等，適合配酒的下酒菜，普林含量都相當高。雖然最近醫界針對高尿酸血症所建議的飲食療法並不像過去那樣嚴格限制普林攝取量，但還是要小心。

另外不用我多說，大家應該都知道酒精也是讓尿酸值上升的原因吧！

●蔬菜是否攝取不足？

蔬菜能讓尿液變鹼性，並具有預防泌尿道結石等作用，對於預防肥胖、治療慢性疾病也非常有效。

雖然某些蔬菜的普林含量較高，但根據最新的研究報告顯示，尿酸高者不需太過擔心這問題。

●是不是吃太多含鹽量較高的食物呢？

攝取味道太重、鹽分過多的食物是導致高血壓的直接原因，而高血壓是高尿酸血症的併發症之一，所以應該避免攝取含鹽量高的食材。

普林並不是真正的元凶

47 身體製造的普林比從食物中攝取的還要多

會特別注意尿酸值的人，大部分應該都聽過醫生或營養師提到普林，並且知道攝取普林要有所限制。最近，市面上出現了「普林含量減少九〇%以上」等產品，可見因為痛風患者的增加，大家已開始注意到普林可能造成的問題了。

如第二八頁所談到的，普林是形成尿酸的基本物質，肉、魚和啤酒等各種食物中皆含普林。過去認為，避免攝取含高普林的食物是改善高尿酸血症的方法，但最近卻出現不同的看法。

事實上，體內代謝所產生、增加的普林量反而比從食物攝取的普林量還多。

48 只限制普林的攝取並無法改善高尿酸血症

近年，有越來越多「普林攝取量與尿酸值之關係」的研究和調查，雖然「飲食不當會影響尿酸值」的論述是確定的，但目前並沒有明確的數據顯示怎樣的飲食可以降低多少尿酸值，如：完全限制食用高普林食物，可降低一〇～二〇%的尿酸值。

另外，有一個重點我們必須了解：尿酸值降低一〇%～二〇%的幅度看似不小，但事實上不管尿酸值下降一〇%還是二〇%，效果都不足以改善高尿酸血症。

只限制普林的攝取，並不是改善高尿酸血症的理想方式，唯有正確且徹底地了解高尿酸血症和普林的關係，才能避免人云亦云。

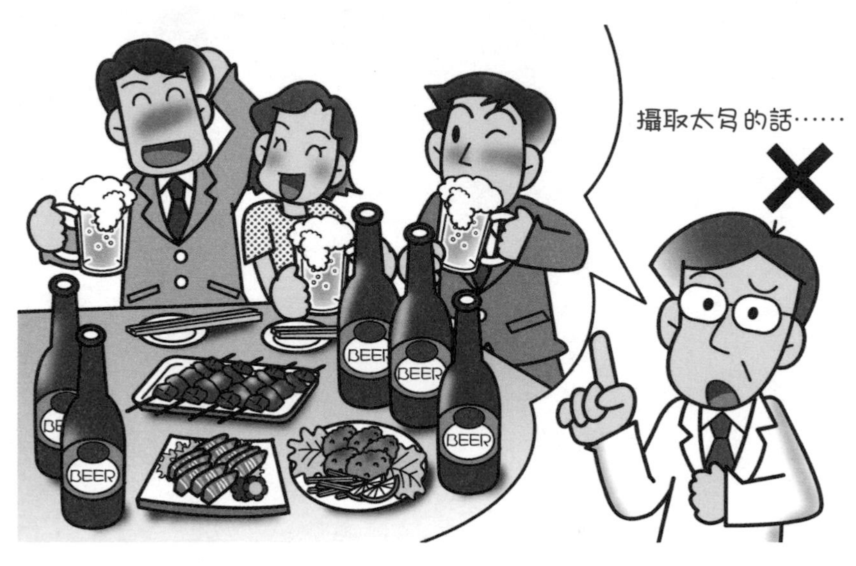

▶ 雖說不必太計較從飲食攝取到的普林量，但攝取過量還是不好。建議改變整個飲食習慣

49 不要太神經質，以「避免攝取過量為原則」就可以

雖然普林和尿酸有直接關連，但用限制普林攝取量來治療高尿酸血症的效果有限，因此在飲食方面不用如此嚴格執行。話雖如此，還是不能隨意攝取含高普林食物，因為攝取過多的普林畢竟不是件好事。

在日常生活中，應該要避免攝取普林含量特別多的食物，例如鰹魚、鯡青魚、秋刀魚、竹筴魚等魚類和雞肝、豬肝、牛肝、雞胗等內臟類（參考第七五頁），並且注意營養的均衡，設法改變長久以來的飲食習慣，如此一來才能輕鬆掌控自己的尿酸值。

普林是食物甘美的來源，要聰明運用

50 普林是食物甘美的來源，過分限制攝取，食物將會變得難吃

普林含量高的代表食物，就是牛、豬、雞的肝臟等，也就是動物的內臟。另外像是沙丁魚、秋刀魚等青背魚，以及鮪魚、鰹魚、蝦子、花枝、牡蠣、鮭魚卵、明太子等海產類，或者是柴魚片、小魚乾、乾香菇等食物的普林含量也都很高。

仔細一看，上述食材好像都很適合作為下酒菜。對有些人來說，喝酒不吃這些下酒菜很不過癮，這是正常的，因為普林是「甘美的來源」。過度限制普林的攝取，食物就容易變得不好吃，飲食療法的進行也就會受到影響，效果將大打折扣。

而且，這些高普林食材，排除普林含量較高這點，幾乎都是很營養的食材，過度限制甚至還可能會影響身體健康。

不過，雖說不用太神經質地拒絕所有高普林食物，但應該還是要了解哪一種食物的普林含量較高，畢竟攝取太多普林並不好。

51 不要每天都只吃烤雞肝

要避免攝取過多普林含量高的食物，應該要注意以下兩點：

❶不要只吃同一種食物。

❷一次不要吃太多。

記住，就算再怎麼喜歡，也要改掉每天吃好幾串烤雞肝的習慣！

常見高普林食品一覽表

＊食用一次的普林含量

食品	分量	普林含量（毫克）
鰹魚	100 克	90
雞肝	60 克	89
花枝	1 隻／ 100 克	81
牡蠣	5 ～ 6 個	80
鯡青魚	1 尾／ 130 克	78
豬肝	60 克	77
竹筴魚	1 尾／ 110 克	72
秋刀魚（曬乾）	1 片／ 75 克	69
秋刀魚（新鮮）	1 尾／ 100 克	68
牛肝	60 克	61
松葉蟹	90 克	61
沙丁魚（曬乾）	44 克	60
紅鱒魚（罐裝）	100 克	59
章魚	100 克	57
沙丁魚	1 尾／ 60 克	56
雞柳	80 克	54
鮪魚瘦肉	80 克	54
鮪魚（油漬罐頭）	100 克	50
泥鰍	80 克	49
雞翅	80 克	48
比目魚	80 克	46
明太子	1 塊／ 80 克	45
蛤蜊	3 個（大）／ 90 克	43
豬絞肉	80 克	42
雞胗	60 克	40
牛腿肉	80 克	38

52 用來熬煮高湯的柴魚片和香菇就沒問題嗎？

柴魚片、小魚乾、乾香菇經常被作為烹調味噌湯或燉菜時的食材，雖然它們的普林含量很高，但會用來烹調的分量卻相當少。如果只是將柴魚片、小魚乾、乾香菇用來熬煮高湯，應該不必擔心普林攝取過量的問題。

最好不要這樣吃！

53 尿酸值偏高的人不要一直吃肉和內臟類

改善高尿酸血症和痛風的飲食療法，最基本的就是避免攝取高熱量的食物。同樣是肉類，請不要選擇脂肪含量多的部位，應該選擇瘦肉。

喜歡吃動物內臟的人，除了要小心攝取過多的熱量外，也要注意吃進太多普林。若同時又有每天喝酒的習慣，更應該要注意！

另外要特別呼籲，不要連續吃好幾頓肉。早餐吃厚片培根，午餐吃炸豬排，晚餐邊喝啤酒邊吃烤肉，這樣的飲食生活不只會讓尿酸值直線飆升，導致肥胖的危險性也很高，同時還可能引發其他慢性病。

54 喜歡吃日式料理的人，要特別小心鹽分含量較高的食物

尿酸值偏高的人要少吃肉和內臟，那麼多選擇日式料理就可以完全放心嗎？其實不然。即使是日式菜色，還是會出現鮭魚卵、明太子、鱈魚精巢等高普林的食材，若是食用頻率太高，還是會造成尿酸值上升。

另外曬乾物、醃漬內臟、醃漬小菜等含鹽量較高的食物也要少吃，因為這些食物的鈉含量通常都不低，而罹患高尿酸血症的人，同時也容易併發高血壓。

還有，泡麵或調理包也需小心。這些商品的含鹽量多半非常高。

天天這樣吃最糟糕！

最糟範例❶

早餐 不吃

午餐 烤肉定食

晚餐 生牛肝、烤雞肉串、燉煮內臟等，再搭配啤酒。最後再吃一碗放了滿滿叉燒的豚骨拉麵

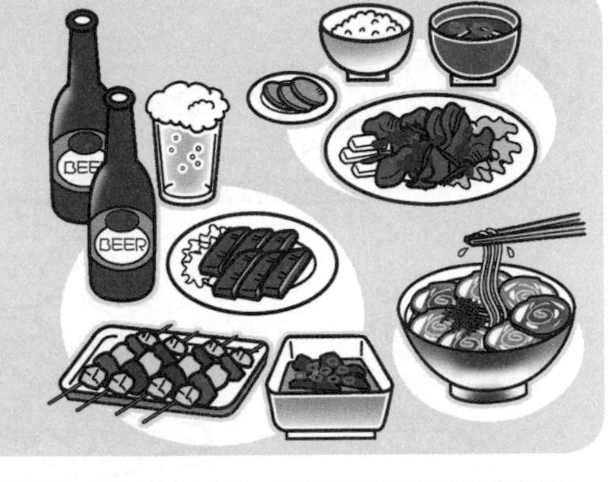

最糟範例❷

早餐 培根蛋加上大量美乃滋

午餐 炸豬排蓋飯

晚餐 邊吃烤肉邊喝啤酒

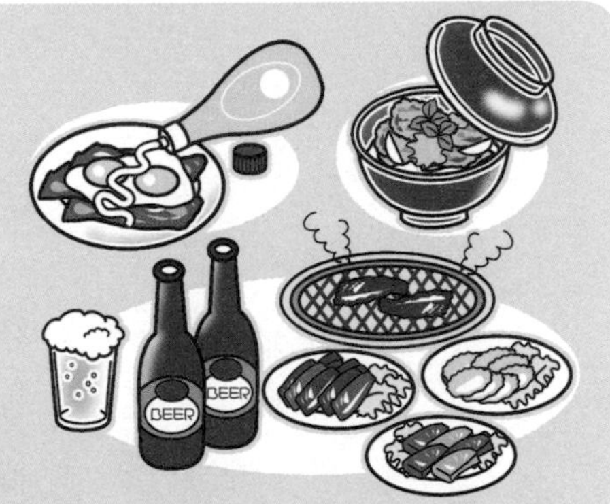

最糟範例❸

早餐 高鹽的調理杯湯

午餐 天婦羅蓋飯，或是天婦羅烏龍麵（並且喝光麵湯）

晚餐 在小酒館邊喝燒酒邊吃下酒菜（鮭魚卵、雞肝、醃漬魚內臟等）

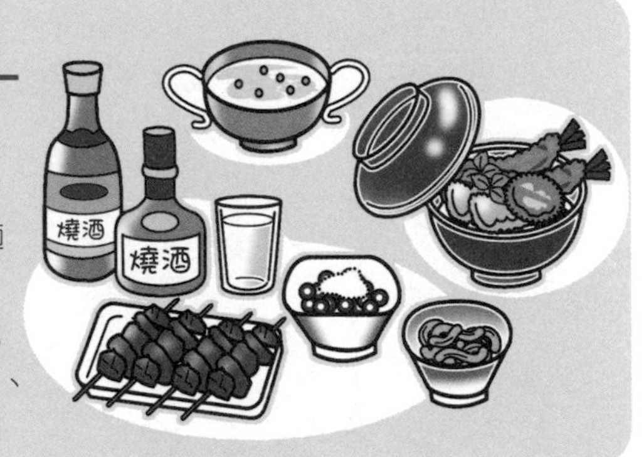

＊本文所舉範例並沒有排除特定餐點的意思，主要是在強調脂肪含量高的食物，不宜天天食用

盡可能將飲食內容改成以日式餐點為主

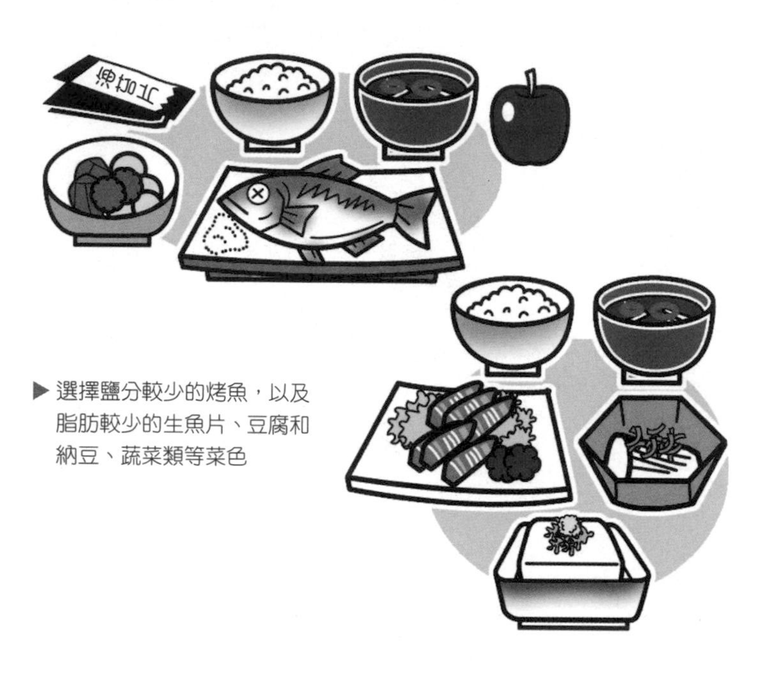

▶ 選擇鹽分較少的烤魚，以及脂肪較少的生魚片、豆腐和納豆、蔬菜類等菜色

55 以日式餐點為主，較不需擔心尿酸上升的問題

想改善高尿酸血症，就要限制攝取高蛋白質、高脂肪食物，並盡可能以「清淡的食物」為優先選擇。而最簡單又不傷腦筋的方法，就是將飲食內容改成以日式料理為主。

近來餐廳所提供的菜餚多是大魚大肉，但我們其實不需每天攝取肉類。如今我們不只是生活型態歐美化，就連傳統的日本飲食文化也快被遺忘了，例如烤魚加燙菠菜、涼拌豆腐、燉煮小芋頭、燉羊栖菜、煮黃豆等，平日飲食只要能以這類菜色為主，應該就不需擔心尿酸值升高的問題。

請盡可能改變飲食型態，以日式料理為主吧！

56 小心！不要攝取過多鹽分

請注意，日式料理還是有缺點。最讓人擔心的，是會攝取過多鹽分。醃漬物、鹽醃內臟、醬油煮物等，每一項都是日本的傳統食物，若吃太多，就會不小心攝取過量鹽分。

此外，這些食物也不能提供足夠的維生素和鈣質等營養成分。

當然，除了避免選擇含鹽量較高的食物，同時也別忘適當攝取肉類、乳製品和蛋等，設法讓自己能擁有營養均衡的飲食生活。

57 蕎麥麵和烏龍麵等麵類食物營養不均衡，需再加食材

食用日式菜色時，我們有時可能會選擇沒有太多配菜的蕎麥麵、烏龍麵等麵類，這些餐點主要以碳水化合物為主，營養並不均衡。如果選擇這類餐點，最好能再加點一些蔬菜或蛋，讓食材種類更多樣化。

請注意，將蕎麥涼麵的蘸醬加麵湯喝下肚，會攝取過多鹽分，最好不要把麵的蘸醬和麵湯喝光。

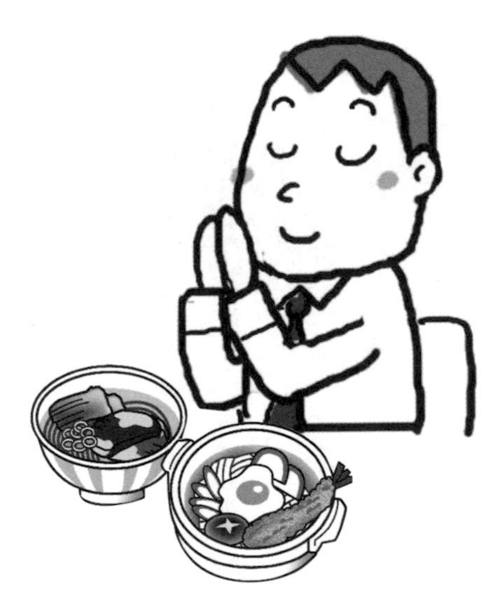

▶ 盡可能在麵裡加些蔬菜和蛋等，讓食材種類更多樣化

減少從飲食攝取的熱量，就能預防肥胖

58 肥胖會抑制尿酸的排泄，使尿酸值上升

尿酸值偏高的人，應該以減重為首要目標。肥胖是所有慢性病的溫床，對於高尿酸血症來說當然也不例外，肥胖者的尿酸值通常要比體重標準的人高。

肥胖會抑制尿酸的排泄，且造成肥胖的原因，如暴飲暴食、缺少運動等，也都會促使尿酸值向上攀升。

肥胖形成的過程其實相當單純，當經由飲食所攝取的熱量比運動所消耗的熱量高時，熱量就會轉換成脂肪，囤積在皮下或內臟四周，而脂肪囤積的結果，就是肥胖。若希望透過飲食預防、消除肥胖，只要減少攝取的熱量就可以了。

59 雖然知道理想的熱量攝取量，但計算困難，要長久維持並不容易

那麼一天應該要攝取多少熱量比較恰當呢？這需要考慮到各種條件，並沒有一定的標準，但一般來說，標準體重一公斤需要二五至三〇的卡路里。如果標準體重是六〇公斤，那麼一天的熱量就大概是一五〇〇至一八〇〇卡路里。

計算熱量，得要對所有食物的卡路里有相當的概念才行，接受營養師的建議，或是直接買一本「食物卡路里表」，認真學習、努力計算，也許有可能成功執行。

但大部分的人沒辦法記住複雜的卡路里計算方法，就算試著這麼做，恐怕也很難持久下去。那麼應該怎麼辦呢？

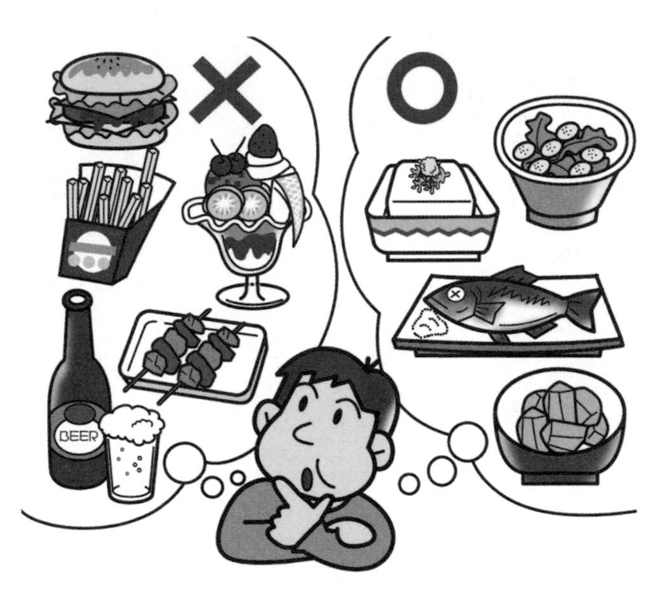

▶ 肥胖是讓尿酸值上升的主要原因。請改變飲食，消除肥胖吧

60 簡單有效的飲食祕訣就是以日式料理為主，且只吃八分飽

最簡單的減少熱量攝取法，就是遵守八分飽的原則。根據觀察，有在控制食量的人是不會變胖的，因此從減少吃下肚的食物開始，就絕對能達到減少熱量的目標。

另外，建議飲食型態要以日式料理為主。現今大家的飲食習慣西化，攝取含高脂肪菜餚的機會變多了。尤其經常在外面用餐的人更要注意，盡量避免選擇西餐或中餐，食用以生魚片，或是烤魚為主菜的日式料理吧！真的很想吃西餐，最好請店家減少餐點的分量。

以「日式料理為主，而且吃八分飽」，如果能遵守這個原則，就一定能減少熱量的攝取，對消除肥胖很有幫助。

避免攝取過多脂肪的7大祕訣

61 首要重點是減少動物性脂肪的攝取

肉類是優良蛋白質，適量的攝取對維護健康是有幫助的。但飲食西化深深影響了日本的飲食生活，就算餐點以日式料理為主，要將脂肪的攝取量控制在適當範圍內，事實上卻沒有想像中的簡單。

同一種肉類，「選擇哪個部位、要怎麼烹調」是脂肪攝取多與少的關鍵。在日常生活中注意下面幾點，盡可能減少脂肪的攝取吧！

●少吃肉，多吃魚

肉類所含的動物性脂肪會讓壞膽固醇（LDL-C，低密度脂蛋白膽固醇）和三酸甘油酯（中性脂肪）增加，是導致高血脂症的原因。動物性脂肪會促使動脈硬化發生，是誘發心臟病和腦中風的主要原因。

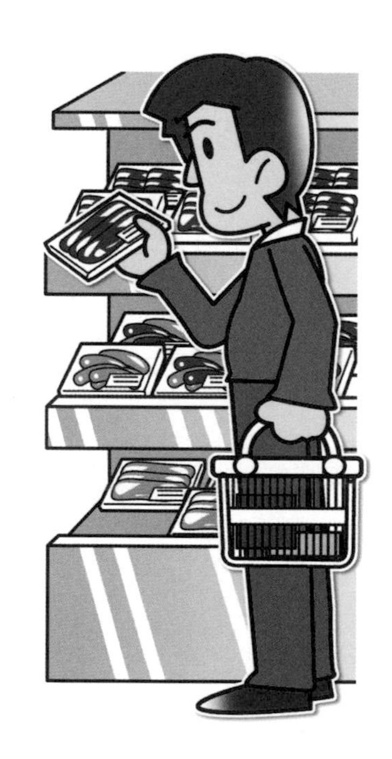

高尿酸血症和高血脂症的關係密切，一旦罹患了高尿酸血症，不光是膽固醇，就連三酸甘油酯也會跟著升高。三酸甘油酯增加，能夠預防動脈硬化發生的好膽固醇（HDL-C，高密度脂蛋白膽固醇）就會減少。

魚肉所含的脂肪能增加好膽固醇，具有預防動脈硬化的功能。「少吃肉、多吃魚」是不讓多餘脂肪囤積的方法之一。但魚和肉一樣，都含有普林，所以也不能過量。

●不吃肥肉，選擇瘦肉

種類相同的肉要盡量避免油脂多的部分，烹調時，先把油脂部分切掉再烹煮。

●少吃油炸物

油炸物的麵衣會吸入大量油。按照「不裹粉炸↓濕炸↓天婦羅↓炸豬排」的順序，麵衣越厚，吸收的油也越多。請盡可能不要吃麵衣厚的油炸物。

●活用微波爐

料理時，可以活用微波爐和鐵氟龍鍋，這樣就能減少油的使用。在油品選擇方面，擔心膽固醇問題的人請不要選擇奶油或豬油等動物性油，盡量使用橄欖油等植物油❶。

●切掉油脂後再烹調

烹調肉類時，可放在烤網燒烤，這樣就能去除多餘的油脂。若是使用平底鍋料理，可用廚房紙巾把多餘的油脂擦掉，這樣能去除不少油脂。

●少用沙拉醬

就算是對身體有益的沙拉，淋了很多美乃滋或很油的沙拉醬，可就變得一點都不健康了。建議減少沙拉醬的使用，或是選擇無油的沙拉醬。

●不吃蛋糕等點心

塗了厚厚一層鮮奶油的蛋糕，甜甜圈、餅乾等點心，或是含果糖的果汁最好都不要食用。真的很想吃點心時，也請選擇日式甜點或寒天類。

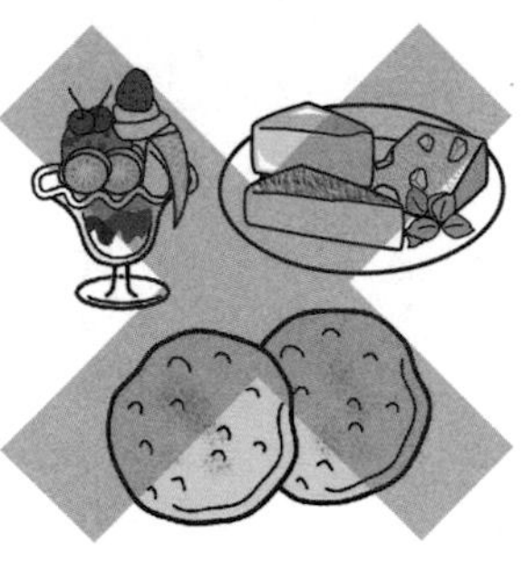

▶ 少吃蛋糕等點心，才能遠離肥胖

❶：請注意並非所有植物油都很安全，要盡可能減少食用椰子油、棕櫚油、可可油。

注意蛋白質的攝取方法

62 肉類和魚肉等動物性蛋白質會促使尿酸值上升

過去為了避免攝取過多普林，通常會建議患者執行「低蛋白質、高碳水化合物」的飲食計畫。但是由於攝取太多含碳水化合物的白飯和麵包，會吃下過多醣質，最後變成脂肪囤積在體內，因此現在並不建議這麼做。

然而把握「低碳水化合物、高蛋白質」的飲食原則就可以了嗎？事實上不盡然。

雖然攝取優良蛋白質是非常重要的，但攝取過量的肉和魚等動物性蛋白質，會讓尿酸值上升。雖然第八二頁建議「與其吃肉不如吃魚」，但這是比較性問題，若魚吃太多，還是會造成尿酸值上升。

63 適量攝取植物性蛋白質和乳製品，不怕尿酸值飆升

想要攝取蛋白質又不造成尿酸值上升，最好的做法是選擇植物性蛋白質。

豆腐和納豆等日本特有的豆類製品，屬於高蛋白又低脂肪、低熱量的優秀食材。只要不過量食用豆腐和納豆，就不會影響尿酸值。建議在烹調方面下點功夫，把這些優秀的食材放進每日飲食中。

優酪乳和牛奶等乳製品不過量飲用，也無促使尿酸值上升的疑慮，且引起痛風的可能性很低，所以建議適量攝取，特別是低脂牛奶更好。

在優酪乳方面，不建議選擇含糖優酪乳，最好選無糖的原味優酪乳。

乳製品的攝取方法和重點

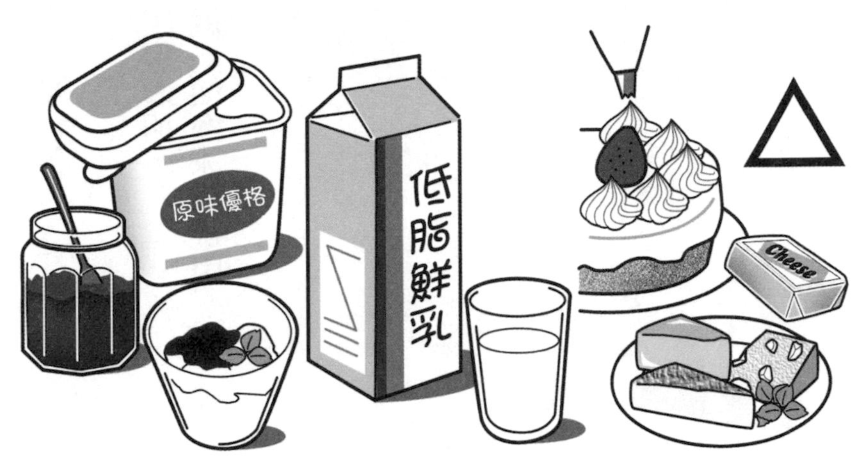

▶ 不喜歡原味優酪乳的人，可以加少許甜味。但砂糖和水果還是盡量少加

▶ 牛奶換成低脂類型，熱量就會減少 2/3 左右

▶ 起司和鮮奶油的熱量相當高，請小心不要過量

64 減少熱量的攝取比限制普林來得更重要

雖然限制普林是很重要的，但最近「限制總攝取熱量」的做法更受到重視，這是因為限制攝取高卡路里的動物性蛋白質非常重要，肉、魚等食材雖然含有優質蛋白質，但動物性蛋白質攝取過量，會促使尿酸值上升。

有關熱量、普林和尿酸的關係再舉例來說，綠花椰菜雖然是高普林食材，但熱量很低，和痛風的發生並沒有直接的關係，幾乎沒聽說過有人痛風發作是因為吃了大量綠花椰菜所致！

減少肉和魚的攝取，增加蔬菜的分量，能產生飽足感又不用擔心尿酸值會增加。

每天喝足夠水分，一天的排尿量要有2公升

65 尿量增加，就能促進尿酸排出

尿酸值偏高的人，包括飲食所含的水分在內，每天都要攝取足夠的水分。

體內水分不足時，尿酸值就會上升。血液中的尿酸，大部分經由腎臟最後和尿液一起排出體外。尿量減少，尿酸的排泄量也會跟著減少，尿酸值當然就會上升。而這也是引起尿道結石和腎臟病的原因。

只要在日常生活中攝取足夠的水分，尿量就會增加，而溶於尿液中的尿酸量也就會變多，尿酸值自然能降低。這樣同時也能防止尿酸累積在腎臟。

不要等到口渴才喝水，記得隨身攜帶水和茶等，養成經常喝水的習慣。

66 尿量每天至少要2公升

最近吹起健康風潮，社會大眾會經由不同類型的傳播媒體接收到各種健康情報，關於「健康的水分補充法」也因此受到注目。了解補充水分的重要性是非常好的，但要小心別被一些毫無根據的說法所影響。

補充水分的正確做法是配合每個人的生活型態，以「每天排泄兩公升尿液」為目標，盡量多喝一些零卡路里的飲料，例如水、綠茶或烏龍茶等。

成人每天的排尿量，大概是一公升至一．二公升，但尿酸值偏高的人要增加到兩公升，這樣才能提高尿酸的排泄效果。

增加尿酸的排泄不難，只要將喝水量增加至平常的二到三倍就可以。

建議補充水分的時機

●起床後
水
●運動中、
運動的前後
水
●沐浴前後
水
●就寢前
水

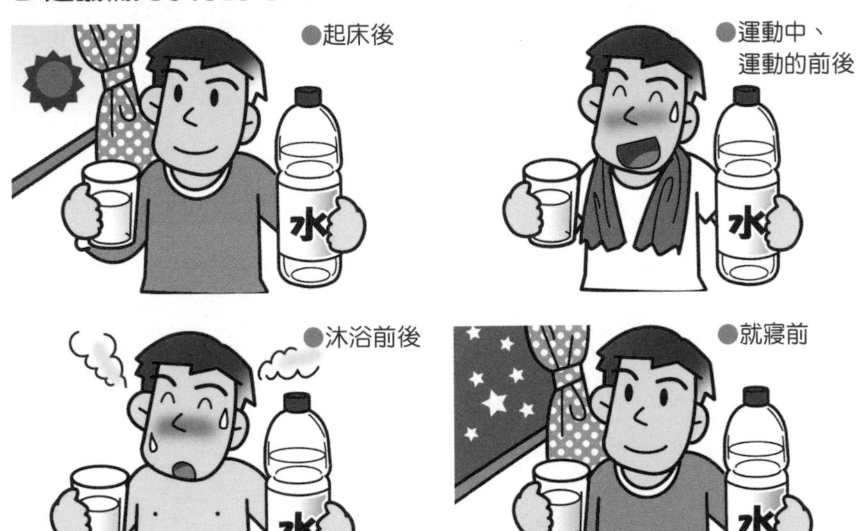

67 注意！喝酒不算是補充水分，酒精利尿，會將體內水分一併排出

酒類飲品容易讓人產生誤解，以為喝大量啤酒也是補充水分，這絕對是大錯特錯的觀念。

酒精具有利尿作用，會將身體的水分一併排出，對於排泄尿酸沒有任何幫助。燒酒和加水威士忌也一樣，不僅無法補充水分，所含酒精還會使得代謝活動旺盛，促使體內產生更多普林，反而會讓尿酸值上升。

基本上，補充水分的時機沒有任何規定和限制，請根據自己的生活型態，把握機會，適時補充水分。

飲料是陷阱，要特別注意

68 不喝含糖飲料

對尿酸值偏高的人來說，水分的攝取是很重要的，而選擇補充哪種類型的飲料則更是重點。前面提過，酒精飲料並無法補充水分，但包含果汁等的冰涼飲料，以及甜可可亞等含糖飲料也同樣要注意。

下表列出的是常見飲料所含的熱量，其中特別需要注意含有砂糖和果汁的種類。砂糖是由葡萄糖和果糖所構成，砂糖和果汁中的果糖會促使尿酸值上升，增加痛風發作的可能性。飲用含砂糖或果汁的飲品，除了會導致尿酸值升高，也容易造成代謝症候群❷的發生。另外，含有濃縮果汁的還原果汁和果汁飲料並無法測出所含果汁的熱量，因此真的很想喝飲料時，最好選擇適合減肥者飲用的種類。

常見飲品所含熱量

飲品	熱量（卡路里）
烏龍茶	0
紅茶（無糖）	2
煎茶	3
咖啡（無糖）	6
番茄汁（100%）	26
紅蘿蔔汁（100%）	42
柳橙汁（100%）	63
豆漿	69
可樂	69
葡萄柚汁（100%）	83
甜酒	122
牛奶可可亞	220

＊一杯（150毫升）的熱量

蔬菜汁❸聽起來似乎對健康有益，但為了符合消費者口味，市面上所販售的蔬菜汁大部分都添加不少糖分和果汁，還是要謹慎飲用。當然，如果是自製的就沒問題。

69 以水或茶等零熱量飲品來補充水分

關於飲品，有水、烏龍茶、綠茶、紅茶和咖啡等零熱量或幾乎沒有熱量的選項值得推薦。

運動飲料和保健飲料含有果糖等糖分，雖然依商品的不同，所含糖分有所差異，但並不建議用來替代水而沒有限制地飲用。

運動流汗，或是工作疲勞時，有些人很習慣以運動飲料來補充水分，建議最好還是多喝水或茶！

❷：代謝症候群的定義和判斷標準請見第三三頁（❷）。
❸：台灣習慣稱有蔬菜、水果的飲料為蔬果汁，日本則細分為蔬菜汁、果汁、蔬果汁，果汁含量五〇％以上的蔬菜汁，叫蔬果汁。

小提醒

每天6杯咖啡能抑制痛風發病?!

根據美國的研究指出，和完全不喝咖啡的人相比，有喝咖啡習慣的人罹患痛風的可能性較低。

若每天喝不到1杯者的發病機率是1，那麼每天喝6杯以上者的發病機率就是低於0.4或0.5以下，這對喜歡喝咖啡的人來說，肯定是個好消息。

只不過咖啡所含的咖啡因屬於刺激物，具有興奮作用，胃不好和有其他疾病而應該有所節制的人，必須要注意飲用量。

凡事「過與不及」都不好，適當攝取才是最理想的。

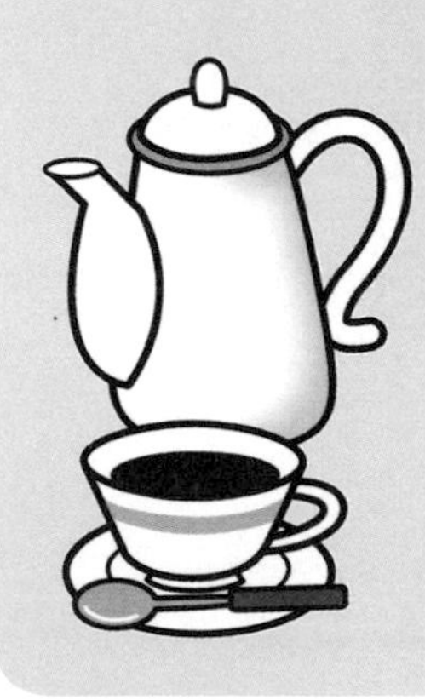

利用蔬菜、海藻讓尿液呈現鹼性

70 尿的酸度越高就越不容易將尿酸排出

尿酸會先溶於尿液之後再被排出體外，尿液的酸性越高越不利於尿酸的溶入，越接近鹼性則尿酸越容易溶入。尿酸值偏高的人，通常尿液會比較酸，尿酸就更不易溶解，因而加快尿酸結晶化的速度。想要改善高尿酸血症，就要想辦法降低尿的酸性。

顯示尿液酸鹼性的pH值，通常都介於五～七之間。數值越低代表酸性越強，數值越高則表示鹼性越高。pH值低於六，就可判斷為酸性尿。

應該將尿液的酸鹼維持在哪一個範圍比較好？對於高尿酸血症患者來說，pH值在六～七之間，呈現弱酸性為最佳。雖說尿液呈鹼性是最好的，但實際上以接近鹼性的弱酸性更為恰當。

71 肉和酒精會讓尿液變酸，蔬菜和海藻則能使尿液呈現鹼性

攝取太多肉類等油膩食物和酒精，尿液所呈現的酸性會越強。想讓尿液維持在接近鹼性的弱酸性，不但要少吃這類食物，還要積極攝取蔬菜和海藻類。

除了紅蘿蔔、菠菜等黃綠色蔬菜外，其他如黃豆、牛蒡等，以及屬於海藻類的昆布、羊栖菜、海帶芽等含鹼性高的食物也非常好。

這些食物同時也含大量水分，對於尿酸的排泄也有幫助。補充水分不光是指喝水，也能從飲食方面攝取。

影響尿液酸鹼性的食物

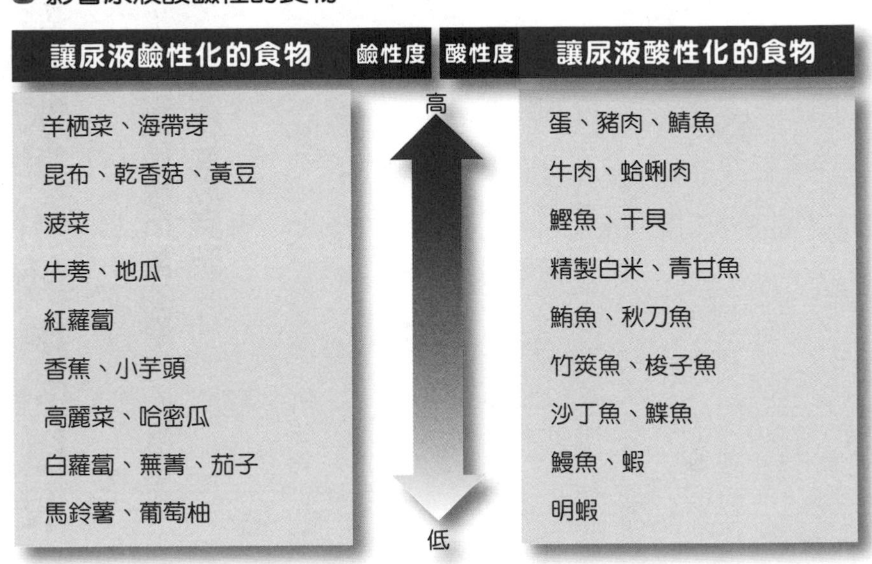

＊資料來源：日本痛風、核酸代謝學會「高尿酸血症、痛風治療指導方針（第一版）」

72 適當食用肉類和海產類，同時增加蔬菜和海藻類的攝取量

肉類和海產類會使尿液變酸，對於擔心尿酸值升高的人來說真的是想吃又怕受傷害。其實這問題沒有那麼嚴重，只要掌握「適量攝取」的原則，並再多吃一些蔬菜和海藻類，我想就不會有太大的問題。

蔬菜和海藻的熱量低，且含豐富的維生素、礦物質和膳食纖維，是非常優秀的健康食物，不但能幫助尿液接近鹼性，對於健康的好處更是多得不勝枚舉。建議每餐都要想辦法適量攝取能讓尿液鹼性化的蔬菜和海藻。

控制水果和砂糖的攝取

73 水果和砂糖所含的醣若攝取過量，容易轉換成脂肪

我們所攝取的營養成分中，碳水化合物（醣）、脂質和蛋白質稱為「三大營養成分」，是最為重要的，不管缺少哪一樣，都無法維持人類的生命活動。罹患高尿酸血症的人，雖然必須限制從碳水化合物攝取熱量，不過只要控制在總攝取熱量的一半即可，這樣就能避免脂肪囤積在體內。

不同種類的食物含有不同類型的醣，如水果中所含的葡萄糖、果糖等單醣類，以及砂糖等雙醣類，還有五穀類和根莖類中所含的多醣類三種。

每一種醣皆有其特性，單醣類和雙醣類在進入人體之後會快速被分解和吸收，接著立刻轉換成熱能，但若攝取過量，就容易變成脂質，將導致尿酸值升高。掌握營養成分的特性，善加利用其優點，盡量避免其缺點，就不怕損害健康。

74 攝取太多果糖、砂糖會讓尿酸值上升

水果含有豐富的維生素C，和可幫助身體排泄鈉的鉀，是人體不可或缺的營養來源，但若不小心食用過量，會吃進太多果糖，而導致尿酸值上升，尿酸值偏高的人要注意這一點。

砂糖的使用也要小心。砂糖是由葡萄糖和果糖結合而成的，一大匙砂糖（一〇克）的熱量大概有四〇卡路里以上。喝咖啡和紅茶時，盡可能不要加太多砂糖。

平常料理時，也不要太依賴砂糖來調味，可善

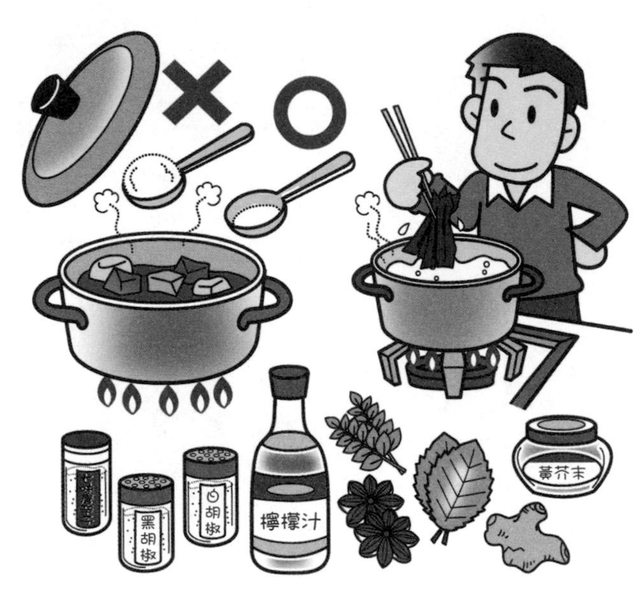

▶烹調時也要限制砂糖的使用量。可以熬煮較濃的高湯，或是善用香料等提升美味度。建議在烹調方法多下點功夫

加利用高湯的甘美，以及食材本身的風味來增添菜餚的美味。或是活用蔥、薑等蔬菜，以及香草、辛香料等，這麼一來就算是口味清淡的菜餚也能獨具風味。

75 身體對多醣類的吸收較緩慢，吃五穀根莖類較不易使尿酸值上升

五穀類（稻米、燕麥等）和根莖類（地瓜、馬鈴薯等）所含的多醣類，在體內分解、吸收的速度緩慢，因此轉換熱能的時間較長。

這樣的特質，使得熱量變成脂質囤積在體內的危險性相對較低，因此尿酸值偏高的人可以放心食用多醣類。此外，五穀類和根莖類含有豐富的維生素、礦物質和膳食纖維，適量食用對身體健康十分有益。

預防高血壓併發症的發生，減少鹽分攝取很重要

76 每天鹽分攝取量以7～8克為標準

尿酸值偏高的人，通常血壓也會比較高。若同時罹患高尿酸血症和高血壓，會對腎臟帶來很大的負擔，而且發生動脈硬化的機率也將大幅升高。高尿酸者把血壓控制好，就可以預防高血壓併發症的發生。

想讓血壓維持正常，就要注意鹽分（食鹽）的攝取不過量。現在日本人的鹽分攝取量，大約每天一二克左右，但若要血壓維持在正常範圍內，必須控制在七～八克之間❹。

想要減鹽，平常就要少吃重口味食物，並試著習慣清淡的菜餚，基本上減少一成含鹽分調味料的使用量，應該就會很有效。

蔬果所含的礦物質鉀能幫助鈉（鹽分）排出體外，因此一定要攝取足量的蔬菜，而食用水果時則要特別注意果糖攝取過量的問題。

除此之外，只要在日常生活中注意以下幾點，相信很快就能達到減鹽的目標。

減鹽6大法則

❶減少調味料的使用

盡量不要使用大量醬油和蘸醬，並改掉任何食物都要撒上鹽才吃的習慣。另外注意，調味料放在餐桌上，一不小心就會使用過量，最好收進廚房的調味料櫃裡。

❷善加利用醋、辛香料和香草等

巧妙使用醋和檸檬等酸味，以及辛香料來調味，能讓菜餚低鹽又美味。用柴魚片和昆布熬煮高湯，也是減鹽的好方法。

麵包、甜點類的熱量和鹽分含量一覽表

●洋芋片（1 袋 90 克）
499 大卡／ 0.9 克

●鹹仙貝（2 片 40 克）
149 大卡／ 0.8 克

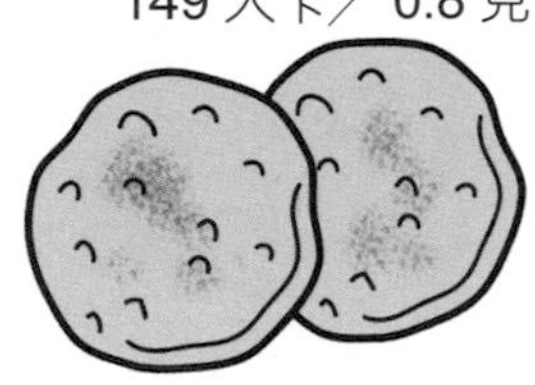

●吐司（2 片 120 克）
317 大卡／ 1.6 克

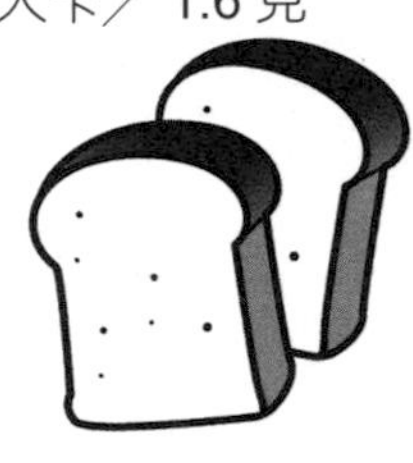

●蘋果派（1 塊 70 克）
213 大卡／ 0.5 克

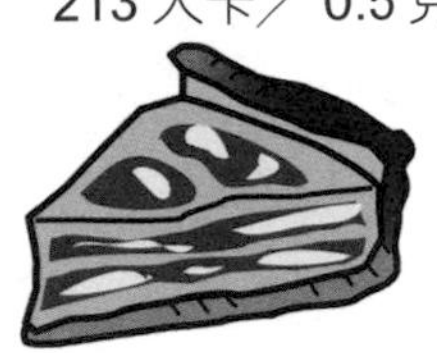

●奶油餐包
（1 個 70 克）
214 大卡／ 0.6 克

❸多吃味噌湯裡的料，少喝湯

食用太多味噌也會有攝取過量鹽分的風險。在味噌湯裡多放些蔬菜、海藻、豆腐和蕈菇類等，盡可能多吃料、少喝湯。

❹少外食或少購買市售的便當

外面餐廳所烹調的菜餚，或是超商販售的便當，大部分的調味都偏鹹，盡量不要吃。中午最好能自己帶便當。

❺不要喝麵湯

若把烏龍麵、蕎麥麵和拉麵等麵類的湯都喝完，鹽分就會攝取過量。不要覺得麵湯沒喝完很可惜，建議最多不要喝超過一半以上的分量。

❻少吃零食

洋芋片等零食的鹽分相當高。想吃零食，請選擇少鹽、低熱量的種類！

❹：台灣國人每天食鹽攝取量約十～十二克，比建議量每天六克多出一倍。世界衛生組織則建議每天食鹽量應低於五克。

飲食要規律，餐餐八分飽就好

77 工作忙碌的現代人經常不吃早餐

我們經常用「朝九晚五」來形容上班族的工作狀況，但事實上「朝九晚五」一詞似乎已經不適用在現今的上班族身上。近年來大家的工作時間越拉越長，經常性加班到晚上八、九點的大有人在，因此工作忙碌的現代人，總是過著不規律的生活。大部分的人很難在正常的時間用餐，而且總是有一餐沒一餐。經常三餐不正常，即便生活中的其他部分已特別留心，還是有變胖的可能，因此三餐一定要規律。

不吃早餐是近年最普遍卻也最嚴重的問題。以二十、三十幾歲的男性為例，三～四人當中就有一個人不吃早餐。此外，為了減肥而不吃早餐的人也很多。

78 不吃早餐的後果就是營養過剩，招致肥胖

不吃早餐，一天的用餐次數減少，我們很容易在不知不覺中不小心吃過量，而且經常會不由自主地選擇吃一些比較油膩的食物。

這是由於身體會因為用餐次數減少，導致吸收能力變強所致，也因此容易讓我們陷入「大吃↓營養過剩↓肥胖」的惡性循環。出現這樣的現象，和不吃早餐有密切的關係，所以請一定要養成吃早餐的習慣。

另外，盡量不要在晚上九點以後吃東西。就寢後，腸胃等消化器官就無法正常運作，越晚吃東西，多餘的熱量就越容易囤積在體內，而這又會導致早上沒有食慾。

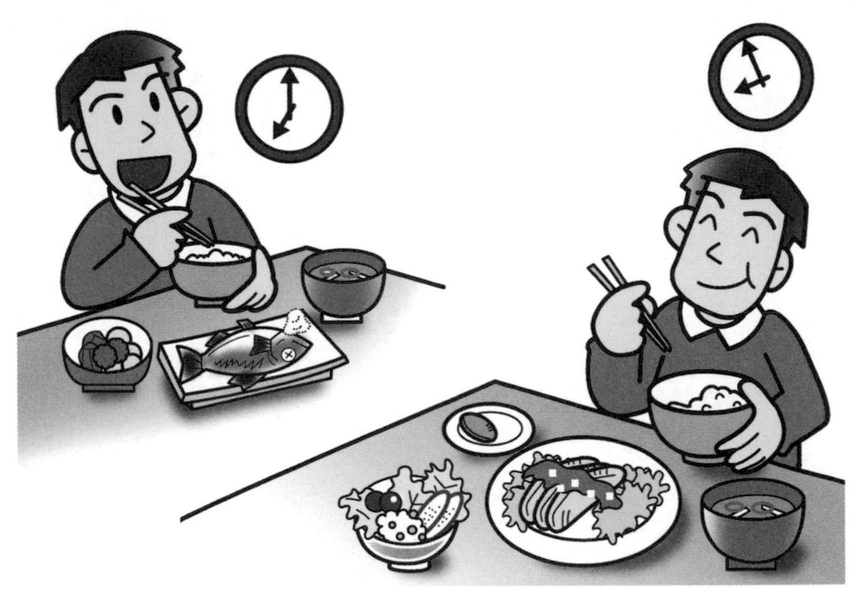

▶ 早餐要吃，晚上 9 點以後不再進食

79 減少每餐分量，八分飽最好

為了讓尿酸值下降，或是成功減肥，每日三餐一定要正常。

健康飲食生活的第一條件就是「餐餐八分飽」，如果每天只吃兩餐，應該就不太容易做得到，只有三餐正常，才能減少每餐的分量，才能做到不暴飲暴食，這麼一來身體的每個器官也就不會受到傷害而能正常運作。

只要飲食生活規律，把握「三餐正常，餐餐八分飽」的原則，就不會特別想吃較有飽足感的油膩食物，選擇清淡日式料理的意願提高，最後應該就能成功減肥！

推薦給尿酸值偏高者的菜單

80 使用多樣化的食材，讓每一天的飲食營養均衡

想要每天吃得營養又均衡，那麼三餐規律就變得非常重要了。不吃早餐或午餐，會讓我們想在晚餐時間把早上、中午沒吃的全都補回來，這麼一來不僅容易變胖，還會促使尿酸值上升。

我們最容易隨便吃的就是早餐。早餐只有麵包、咖啡是不夠的，最好能再搭配蔬菜和優良蛋白質，讓營養更均衡。

午餐和晚餐的食材選擇要盡量多樣化。午餐的主菜如果是肉，那麼晚餐最好就選擇魚類，食材盡量不要重複。

特別提醒，晚餐很容易一不小心就吃太多，要注意別攝取過多熱量。

81 飲食保有適當彈性，才不會讓自己倍感壓力

健康飲食是每天、每餐的目標，但記住還是要保持適當的彈性，不要太鑽牛角尖，以免帶給自己壓力，例如午餐的蔬菜攝取量不足時，只要當天晚餐補回來就好，不需要因為午餐沒做到「均衡飲食」而耿耿於懷。

接下來要介紹早、午、晚三餐的模範菜單範例，可作為每天用餐的參考。請注意，根據性別和體格的不同，每個人所需要的熱量會有差異，要記得自行做調整。

另外特別提醒，卡路里量會依照烹調方式的不同而有所改變，第九九～一〇一頁所提供的資料只可作為參考。

模範早餐組合①

約 429 大卡

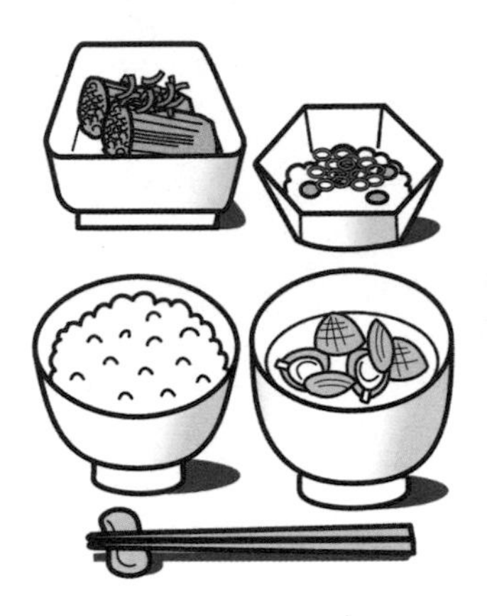

菜單	大約分量	熱量（大卡）
白飯	150 克	252
納豆	80 克	92
燙菠菜	1 小碗	25
味噌海瓜子湯	1 碗	60

＊若將納豆改成烤鮭魚（80 克），熱量是 110 大卡

模範早餐組合②

約 474 大卡

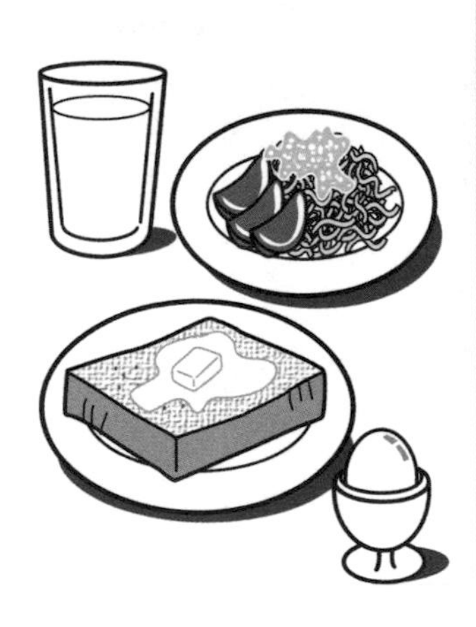

菜單	大約分量	熱量（大卡）
奶油土司（6 片裝）	土司 1 片（60 克）、奶油 1 片（約 5 克）	196
水煮蛋	1 顆	83
高麗菜和番茄沙拉	番茄半粒、高麗菜葉 1 片、沙拉醬	75
牛奶	150c.c.	120

＊若將牛奶改成一半咖啡一半牛奶的咖啡歐蕾，熱量約 60 大卡。記得盡量不要加砂糖

模範午餐組合①

約 682 大卡

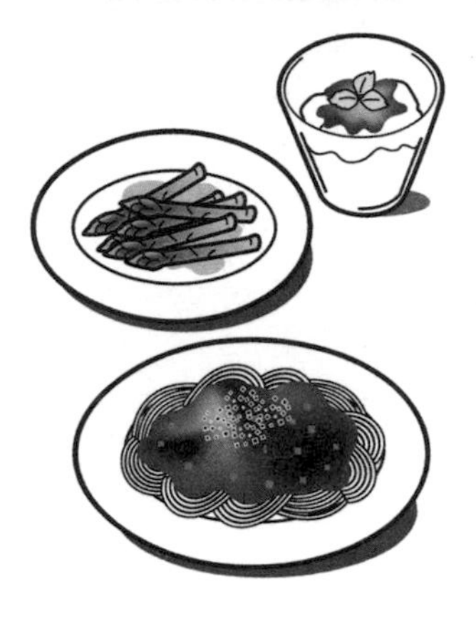

菜單	大約分量	熱量（大卡）
番茄義大利麵	乾麵 85 克	530
清炒綠蘆筍	75 克	52
優酪乳（添加果醬）	100 克（果醬＝1 小湯匙）	100

＊若將義大利麵改成奶油口味，熱量大概是 830 大卡。根據材料和醬汁的不同，熱量有可能會變很高，要注意

模範午餐組合②

約 622 大卡

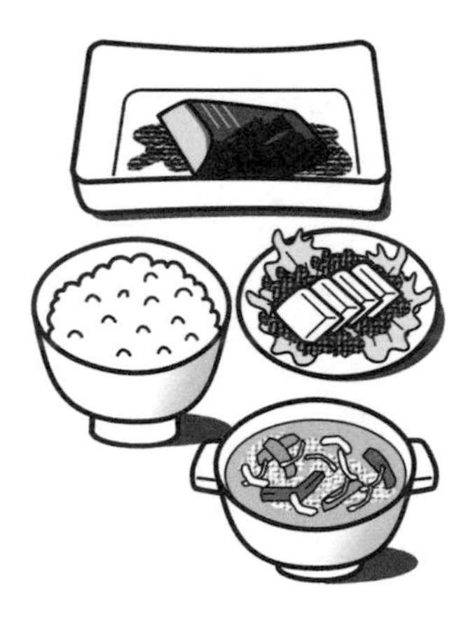

菜單	大約分量	熱量（大卡）
白飯	150 克	252
味噌鯖魚	1 塊 80 克	200
豆腐和海藻沙拉	木棉豆腐 100 克	105
蔬菜蛋花湯	蛋約半顆	65

＊若將味噌鯖魚改成烤秋刀魚，光是主菜的熱量就有 400 大卡

模範晚餐組合①

約 613 大卡

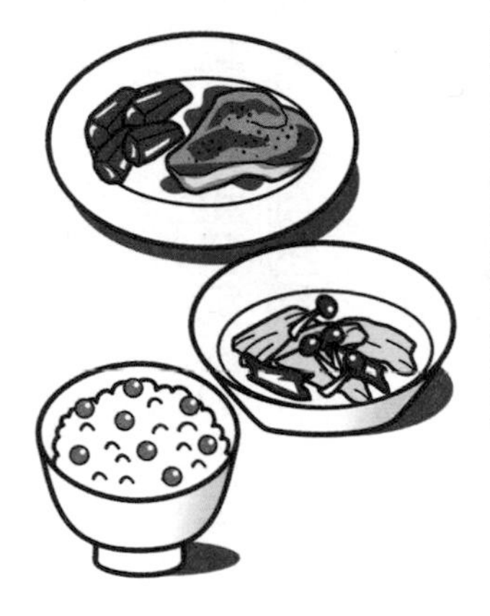

菜單	大約分量	熱量（大卡）
青豆飯	飯碗 1 碗	245
香煎雞腿	去皮 80 克	168
糖漬紅蘿蔔	50 克	40
奶油白菜	白菜葉 1 片、少許火腿、牛奶 50c.c.	160

＊若使用帶皮雞肉，熱量會較高

模範晚餐組合②

約 622 大卡

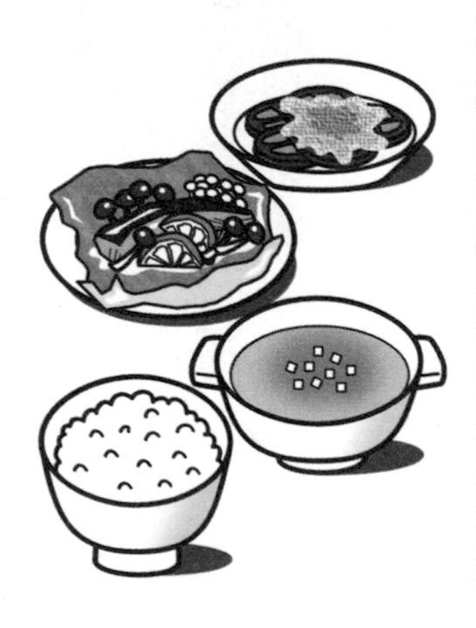

菜單	大約分量	熱量（大卡）
白飯	150 克	252
蒸烤蕈菇鮭魚	鮭魚 1 塊 90 克、洋蔥 20 克、香菇等	165
烤番茄起司	番茄 125 克、起司 15 克	85
南瓜湯	南瓜 50 克、洋蔥 15 克、牛奶 50c.c. 等	120

＊若把湯改成高麗菜清湯，熱量會降低些

外食者的飲食注意事項和營養補充技巧

82 高熱量、高鹽分和蔬菜攝取不足是外食族經常碰到的問題

尿酸值容易升高的三十歲以上上班族，平日午餐似乎都有外食的習慣。

餐廳的美食、速食店的漢堡，還有外帶便當等餐點，為了吃起來更美味，都會使用許多油、鹽和砂糖等來調味，大部分熱量高，鹽分也高，對身體健康並不好（註十五，見第一六九頁）。

當然，自己帶便當相較之下是比較讓人放心的，只不過這點應該不太容易做得到！

因此，上班族外食者要多學學選擇餐點的技巧。近來有些餐廳會將熱量標示出來，不妨參考一下。

83 選擇配菜較多的日式料理，較能攝取均衡營養

日式餐點的熱量比較低，而定食比單點的配菜要多，使用的食材也比較多樣化，因此外食時，選擇日式定食較能減少熱量的攝取，營養也會比較均衡。

特別提醒，炸豬排定食、天婦羅定食等，因為主菜是大分量的油炸物，熱量相對比較高，所以請盡量選擇主菜是烤魚或搭配大量蔬菜的定食。

84 選擇口味清淡、不過分調味的店家

外食者若經常到餐廳選擇口味較重的料理，在接觸清淡料理時會覺得吃起來沒有味道。

為了健康著想，盡量選擇口味清淡、不過分調味的餐廳。在家烹調時，也要注意別煮得太鹹。

定食要比
單點好
定食屋
挑口味較清
淡、不過分
調味的餐廳

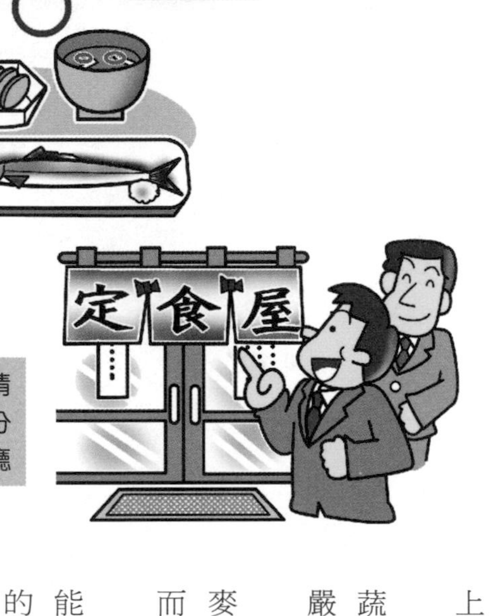

65 單點時要善用「加點法」，補足缺少的營養成分

蕎麥麵、咖哩、蓋飯等餐點，對於沒有時間的上班族來說，應該是最方便的午餐了。

但這些餐點含有大量的碳水化合物和油脂，而蔬菜卻非常少，其中甚至有餐點幾乎不含蛋白質，嚴格說來實在不理想。

經常看到有人點拉麵搭配白飯，或是天婦羅蕎麥麵搭配咖哩飯，這些餐點不但營養十分不均衡，而且熱量也相當高。

選擇食材相當豐富的餐點，或單點料理時盡可能避開拉麵，並不忘加點沙拉，這樣才能補充缺少的營養成分。

	餐點	鹽分（克）	熱量（大卡）
飯類	什錦粥	1.3	190
	鹹粥	2.2	320
	握壽司（中）	5.2	528
	鮪魚泥蓋飯	2.8	610
	牛肉蓋飯	4.3	590
	親子蓋飯	3.4	616
	天婦羅蓋飯	3.6	784
	炸豬排蓋飯	6.9	839
	炒飯	4.7	600
	雞丁炒飯	2.9	704
	什錦蓋飯	2.2	708
	蔬菜咖哩飯	2.8	680
	牛肉咖哩飯	3.4	925
麵類	蕎麥涼麵	3.2	295
	天婦羅蕎麥麵	4.9	400
	豆皮烏龍麵	5.8	380
	月見烏龍麵	5.8	400
	鍋燒烏龍麵	4.3	504
	拉麵	5.2	560
	中華涼麵	4.1	632
	叉燒麵	6.4	656
	湯麵	5.1	680
	什錦湯麵	5.7	696
	什錦炒麵	2.8	880
	義大利麵（番茄）	3.2	525
	義大利麵（肉醬）	2.7	630
	雞肉焗烤飯	2.8	695
	義大利麵（培根奶油蛋黃）	2.9	810

常見外食餐點熱量一覽表（大約）

	餐點	鹽分（克）	熱量（大卡）
單點料理	烤竹筴魚	3.8	164
	鮪魚生魚片	1.5	172
	味噌鯖魚	3.2	200
	馬鈴薯燉肉	3.5	275
	肉片炒蔬菜	2.4	288
	豬肝韭菜	2.0	320
	炸蝦	1.3	345
	炸腰內肉排	1.2	320
	炸豬排	1.2	510
	蟹肉可樂餅	2.3	600
	燒賣	1.6	290
	煎餃	3.4	410
	什錦菜	2.0	464
	麻婆豆腐	3.9	456
	糖醋豬肉	3.1	675
	牛肉燴飯	1.9	400
	漢堡排	3.1	512
	烤牛排	2.2	1024
定食、組合餐	照燒青甘魚定食	5.0	495
	生魚片定食	4.5	504
	麻婆豆腐定食	6.0	652
	天婦羅定食	5.9	708
	照燒雞定食	5.9	784
	什錦炸物定食	2.7	840
	蛋包飯定食	3.5	860
	牛排定食	4.9	1050

忙碌上班族的活用超商小技巧

86 不管再怎麼忙，也一定要吃飯

忙碌的社會，每天都被工作壓得喘不過氣來，我想應該很少有人能慢慢吃午餐吧！午休時間，到超商買個三角飯糰，然後再坐回電腦前，嘴巴吃著飯糰，眼睛盯著電腦……，你的午休時間也經常出現這樣的畫面嗎？

午休本來就應該好好吃飯，讓自己稍微休息一下。沒休息反而繼續工作，甚至午餐隨便吃吃，這樣當然會累積壓力了，而且還可能因為過勞而累倒，工作效率怎麼也好不了！

不管多忙，都記得要攝取足夠的營養，請在飲食方面多花點心思吧！

87 只吃飯糰和麵包營養不均衡，最好再加1～2道配菜

只吃飯糰和麵包，就只攝取到碳水化合物，如果能搭配涼拌豆腐、雞肉沙拉、牛奶、優酪乳等一至兩樣配菜一起食用，就能補充缺少的營養。

便利超商也有販售各種食材和小菜，還有沙拉和飲品等。在購買飯糰和麵包時，也別忘了順便多買一樣配菜。

最近市面上開始販售種類相當豐富的低熱量杯湯，只要加熱水沖泡就可以，午餐時間不妨嘗試看看，不過要小心鹽分太高的問題！

因為想減重而只吃一個飯糰和喝一杯湯，我覺得這不是太好的選擇，請盡量別這麼做。

常見便利超商食品熱量一覽表（大約）

	食品	熱量（大卡）
單品	芝麻醬拌菠菜	72
	牛蒡絲	108
	燉煮蔬菜	116
	生菜沙拉	122
	馬鈴薯沙拉	210
	水餃	315
	馬鈴薯燉肉	340
	炸雞塊（5塊）	365
飯類	飯糰（柴魚）	182
	飯糰（鮪魚沙拉）	208
	飯糰（滷肉）	252
	納豆海苔卷	190
	握壽司	485
	壽司卷	565
麵類	蕎麥涼麵	375
	天婦羅蕎麥麵	422
	醬油拉麵	585
	義大利麵（拿坡里）	480
	義大利麵（培根奶油蛋黃）	785
麵包類	雞蛋三明治	298
	總匯三明治	348
	豬排三明治	502
	紅豆麵包	265
	咖哩麵包	345
	熱狗堡	390
便當	咖哩雞便當	665
	炸雞便當	712
	漢堡排便當	804
	什錦便當	890
	燒肉便當	945

名醫小講堂

日式飲食已然掀起世界潮流

近來，日式飲食已然掀起世界潮流。除了「壽司」外，海鮮的燒烤物和燉物，以及使用高湯烹煮的蔬菜料理，和具有獨特風味的清湯等，深深擄獲世界各國人士的味蕾，到西元 2006 年為止，全世界的日式餐廳總共有 2 萬 5000 至 3 萬間以上（農水省調查）。

因此，全世界「日本食人口」（每年至少吃一次日式餐點的人）不斷增加，目前已超過 6 億人。如果增加速度不變，繼法式料理、中國料理之後，成為「世界料理第三勢力」的目標絕非只是夢想，因此現在日本政府和民眾一直積極參與推廣日式飲食的計畫。

日式料理之所以受到世界各國人士的歡迎，是有道理的。日式料理風味絕佳、擺盤精緻，偶爾更散發著異國風情，而最令人讚賞的，就是吃日式料理不會感到負擔，非常健康，不僅低熱量、低脂肪，更能均衡地攝取到優良蛋白質、維生素、礦物質、膳食纖維等。當全世界深受肥胖、慢性病問題困擾時，日式料理當然會受到歡迎。

世界正掀起日式料理風潮，但日本人近年卻不在這風潮裡，這真的非常可惜。為了促進健康，不管在外用餐，或在家自己烹煮，都請盡量選擇日式菜色，請一同吹起日式飲食「個人流行風」吧！

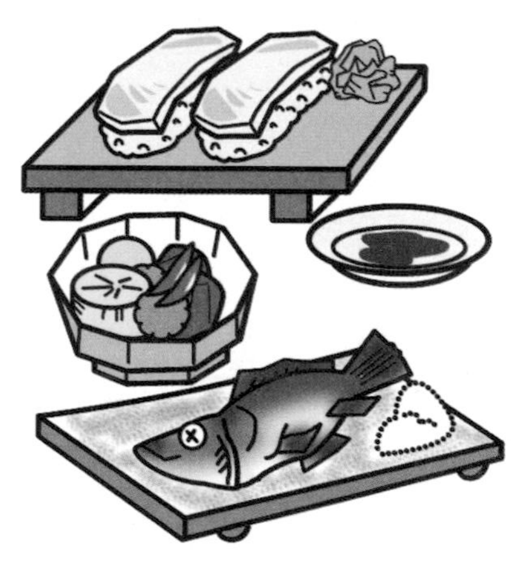

4

聰明的喝酒方法

檢測你的「酒精危險度」！

以下幾個自我檢測指標當中，符合敘述者請打勾，每勾選一項算一分。

□酒量很好
□不管公私，都非常愛喝酒
□幾乎每天都會喝酒
□沒有所謂的休肝日，就算有也不遵守
□經常會過量飲酒
□喜歡喝啤酒，而且經常喝
□在酒精飲料中，最喜歡喝蒸餾酒，而且常喝
□下酒菜喜歡吃燉內臟、烤雞肝等動物內臟
□下酒菜只喜歡吃好吃的
□雖然試著努力少喝酒，但沒辦法持續下去

【評分】

○總分在 2 分（含）以下

你會遵守「喝酒有節制」的規則，但若偶爾還是會過量飲酒，或是個喜歡吃美食的人，還是要多加注意。請健康地飲酒吧！

○總分在 3 ～ 7 分之間

飲酒作樂的生活模式似乎已經固定了，所以尿酸值上升的可能性也提高了，要是繼續這樣下去，可是很危險的。

○總分超過 8 分（含）以上

這樣的喝法可是會讓尿酸值上升的！而且罹患生活習慣病的危險性相當高。請重新審視自己的飲酒方式，包括下酒菜的選擇也是。

酒精是引發痛風的導火線之一

88 酒為百藥之長，但也會引起各種重大疾病

酒是百藥之長，人生最佳良伴，能讓心靈獲得慰藉，其他還有很多的好處。我想沒有任何東西像酒這樣，深植人類的生活當中。

事實上，酒精的健康效果不勝枚舉，包括能夠促進血液循環、讓血壓正常化、消除身心疲勞、紓解壓力、增強免疫力等。

不管遇到開心的事，或難過的事，我們的生活似乎都缺少不了酒精。然而，有關酒精帶來的壞處，相信大家也都不陌生。與酒精有關的疾病，主要有腦部出現病變、食道癌、肝臟和腎臟方面的疾病，或是糖尿病等。

因此，即使希望在職場建立良好的人際關係，或者想跟友人共度愉快時光，不管理由為何，從健康面來看，還是要避免飲酒過量。

89 酒精會促進尿酸產生，成為引起痛風發作的導火線

對有痛風、高尿酸血症，或是罹患機率相當高的人來說，酒精帶來的壞處遠大於好處，所以，這些族群也應該要嚴加限制飲酒量。

當酒精進入體內，尿酸值就一定會上升。酒精會在體內促進普林的分解，在肝臟會促進尿酸的產生，而在代謝酒精過程中所產生的乳酸等物質，則會抑制腎臟排泄尿酸。

事實上，在喝醉酒的隔天，痛風發作的例子相當多，我想許多患者應該都心有戚戚焉吧！

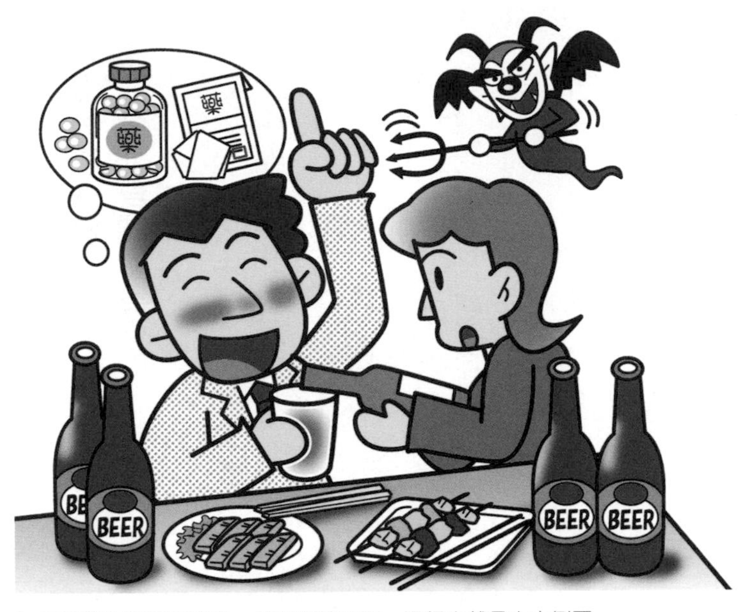

▶ 服用藥物控制尿酸值，但卻繼續喝酒，這根本就是本末倒置

90 食慾大增是造成肥胖的原因

對於現代人來說，「喝酒」這件事還有另一個需要注意的問題，那就是「酒精能夠促進食慾」。若是平時就經常豪飲，那麼可能會因此吃下太多高熱量的下酒菜，如此一來，當然就容易引起肥胖。肥胖會讓尿酸排泄受到阻礙的可能性增加，需要格外留心。

有些痛風患者，會因為正在進行藥物治療控制尿酸值，所以就「放心地」大量飲酒。這種心態非常不可取，做法也本末倒置。其實，只要減少飲酒量，就有可能減輕藥量，所以請務必改變自己的想法。

「喝啤酒不行，但喝燒酒就沒關係」是這樣嗎？

91 喝大量啤酒能幫助身體排毒？

「只因為想喝一杯酒，而找盡各種理由」的反應，說明了酒充滿魅力和魔力。

有關酒的傳聞很多，而且真的是千奇百怪。傳聞之一，就是啤酒含有大量水分，能夠發揮利尿作用，所以具有將體內毒素排出的效果。這聽起來似是而非的說法，說得一副好像尿酸真的也會隨著尿液一起排出體外一樣。

但這個說法沒有任何一點根據，只是大家以訛傳訛罷了。就算酒精在體內循環，也不具有排出毒素的作用，不僅如此，反而還會讓酒精的毒素散播至全身。

酒確實有利尿的效果，但啤酒也會將體內的水分一同排出，因此若是喝太多，有可能會引起脫水症狀，這樣就無法讓尿酸充分溶解於尿液，然後排出體外。

92 即使只含有極少的普林，但燒酒還是會讓尿酸值上升

另外一個也是毫無根據的傳聞，就是啤酒含有許多普林，所以會導致尿酸值上升，但燒酒的普林含量非常少，所以就算喝再多也不必擔心尿酸值升高的問題。

啤酒所含的普林大概是日本酒的五倍，大約是葡萄酒的十五倍。如此看來，對尿酸值偏高的人來說，啤酒簡直就是「天敵」。喜歡啤酒的人最好還是要節制。

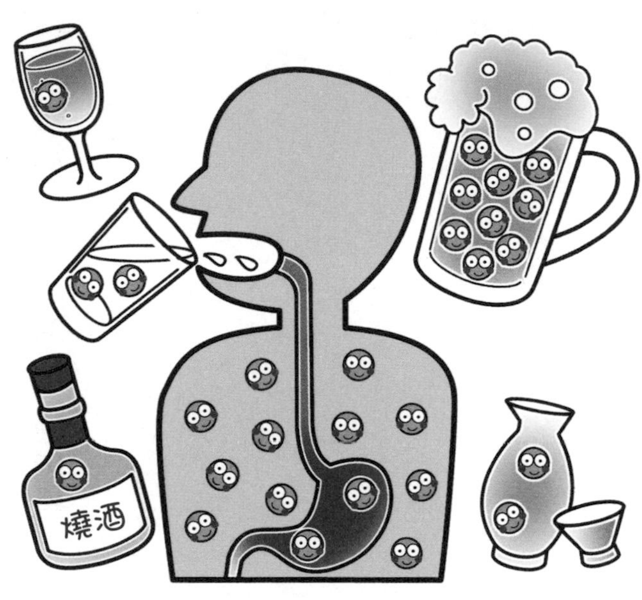

▶ 所有酒精都會讓尿酸值上升

那麼燒酒呢？燒酒所含的普林，確實是所有酒精飲料中最低的，但即便如此，也不能夠放心大膽地豪飲。再者，最近也有報告指出，燒酒和威士忌等蒸餾酒也是引起痛風的原因之一。

如第一一〇頁所說明的，酒精進入體內會讓代謝活動旺盛，促進普林的產生，導致尿酸值上升。這和喝下的酒含有多少普林並無關係，而是酒精本身所產生的作用。

只要是酒精飲料都會讓尿酸值上升，不管是哪一個種類。其他還有許多沒有根據的傳聞，但只要是擁護酒精的說法，大多毫無根據。

千萬別被傳聞迷惑，請正視「酒精對健康有害」的事實。

堅守適量原則，一星期2天「休肝日」

93 遵守日本酒1合，葡萄酒2杯以內的適當飲用量

健康檢查發現尿酸值偏高時，就一定要全面禁酒嗎？沒有既能保有享受美酒的樂趣又能控制尿酸值的方法嗎？

過去有「酒為百藥之長」的說法，酒精對健康的確具備正面幫助，但為何如此強調它的壞處呢？理由只有一個，那就是喝過量會造成傷害。

酒有助於維護健康的分量，一般來說，大概是「換算成純酒精，每天約二〇克」。而將此分量再換算成各種酒精飲料的飲用量，日本酒約是一合（一八〇毫升），啤酒則是中瓶一瓶，威士忌是雙倍一杯，葡萄酒的話是紅酒杯兩杯（二四〇毫升）以內，燒酒（二五度）則是少於二分之一杯。

94 飲酒過量會讓尿酸值上升

這些分量對喜歡喝酒的人來說，或許只是「淺嚐」的量，但從醫學角度來看，這對健康卻是相當「實際」的建議。攝取過量的酒精就會讓尿酸值上升，所以不由得你討價還價。

平常的飲酒量和適量之間的差距或許讓你無法接受，但除了花點時間，自己慢慢努力調適外，還真的別無他法。先知道自己平時究竟多喝了多少，我想接著就能往前邁進一大步。

95 好好照顧肝臟，每星期至少要有2天「休肝日」

還有一項絕對要遵守的，就是每一星期至少要有兩天的「休肝日」。

我想應該有不少人認為，不但要減少飲用量，每一星期還要兩天滴酒不沾，這簡直比嚴刑拷打還要殘酷，但這是為了避免被酒精傷害所必須採取的對策。

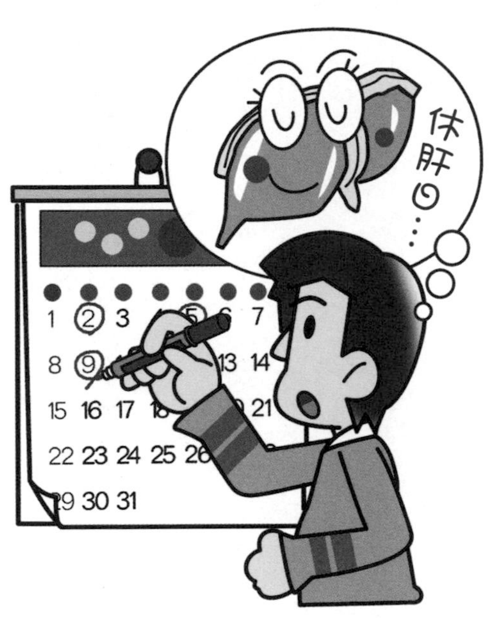

▶ 至少每一星期要有兩天「休肝日」

肝臟能夠分解、處理酒精，每個人的肝功能狀況都不同，但一般來說，處理一合的日本酒平均需要三個小時。可想而知，喝了兩、三合日本酒之後，肝臟需要多麼拚命工作才能處理掉酒精。

肝臟可以說是全身上下最任勞任怨的臟器，就算忙到不可開交，卻不會抱怨，依舊默默地努力工作。如果只是偶爾稍微喝多一些，應該不會有問題。但每天都這樣的話，就算是工作狂如肝臟，也會大聲呼救。

「每一星期兩天休肝日」，是讓肝臟消除疲勞，完成再生不可或缺的休養時間。

5種聰明節酒法

96 在全面禁酒前，先嘗試有效率的節酒方法

「怎麼都是一些會讓人感到沮喪的建議？」也許有些人聽到降低尿酸值的建議做法時，會出現這樣負面的想法，其實不妨改變一下自己的心態，用正面積極的態度看待這件事。當檢查結果顯示尿酸值偏高時，就把它當作是改變生活習慣的絕佳機會吧！

要立即全面禁酒應該很難辦到，而且也沒必要那麼做，反倒是「先認識酒精的壞處，然後循序漸進地節酒」更為重要。

比起痛風發作讓你痛徹心扉之後再開始戒酒，我想自己先節酒，讓尿酸值順利下降，才是比較聰明的做法。

97 要和酒精相處愉快，必須遵守「節酒五原則」

如果想要循序漸進地節酒，具體的做法是什麼呢？從下頁開始，會介紹五個和酒精相處的好方法。每一種方法都很簡單，而且效果也都很好。

為了在不久將來能節酒或禁酒成功，就請從這「節酒五原則」開始做起吧！

98 酒精和香菸絕對是最差的組合

每個人應該都知道香菸對身體健康有害吧。在吸菸者當中，有不少人在喝酒之後會更想抽菸。

尿酸值和香菸的關聯性目前尚不明確，但要是

邊喝酒邊抽菸的話，罹患食道癌的危險性將會大幅提升。

邊喝酒邊不斷點火抽菸的情況是相當危險的，最好能戒菸，但如果辦不到，最起碼喝酒的時候不要抽菸。

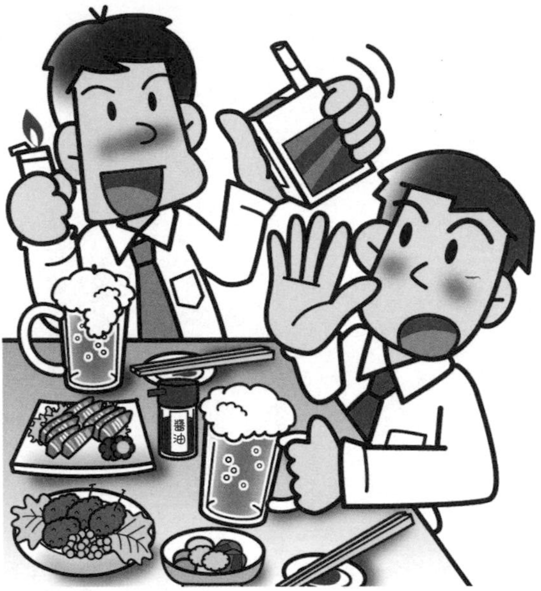

▶ 酒精和香菸是很危險的組合。喝酒時，最好不要吸菸

節酒5原則①

慢慢喝

在短時間內喝下大量的酒精飲料，會對胃和肝臟造成很大的負擔。這也是造成喝醉和急性酒精中毒的原因。

和其他人一起喝酒時，絕對不要一邊划「酒拳」，一邊一口氣灌下。聚會聊天時，應該慢慢享受品酒的樂趣。

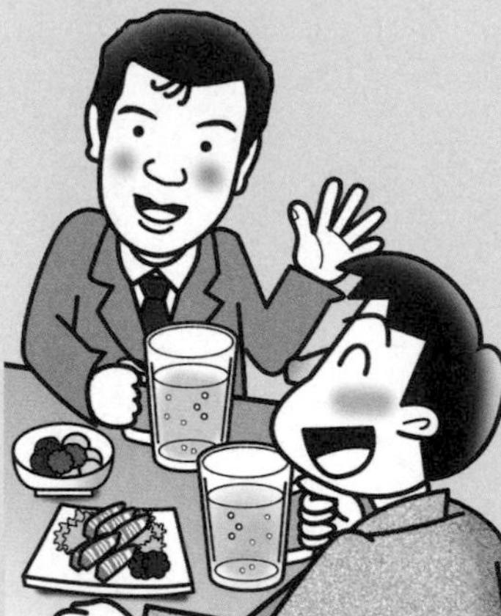

節酒5原則② 空腹時不要飲酒

空腹時身體正處於飢餓狀態，吸收酒精的能力會比較好，因此對全身造成的傷害當然也會比較嚴重。

在喝酒前盡量吃點東西，真的沒時間的話，最起碼也要喝點牛奶。

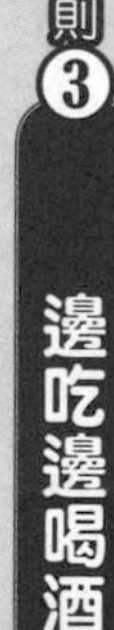

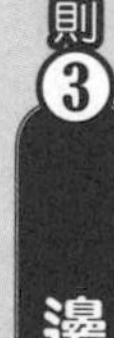

節酒5原則③ 邊吃邊喝酒

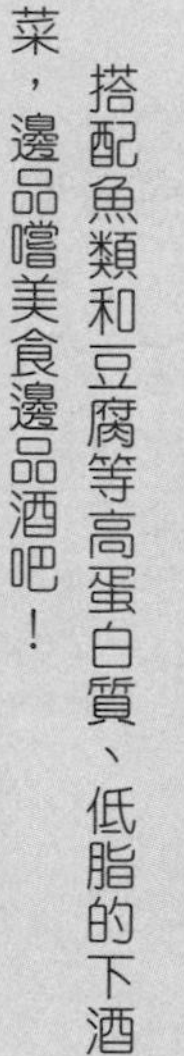

搭配魚類和豆腐等高蛋白質、低脂的下酒菜，邊品嚐美食邊品酒吧！

攝取蔬菜和海藻、蕈菇類、根莖類等富含膳食纖維的食物，能夠延緩酒精的吸收。

喝酒時，總會很想吃一些油膩的食物，像是炸雞塊、炸薯條等，但這些都是高熱量的下酒菜。因為會影響到尿酸值，所以請不要選擇這類的下酒菜。

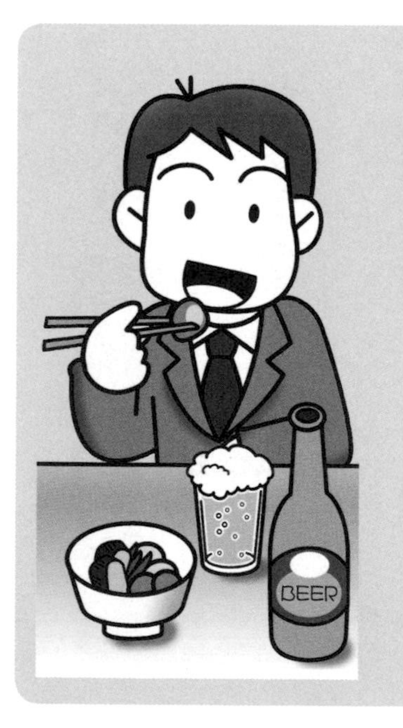

節酒5原則④ 邊喝水邊喝酒

因為酒精有利尿的作用，在不知不覺中會引起脫水症狀。發生脫水症狀時，血液會變濃稠，血中的尿酸值會上升，因而引發痛風的可能性就會增加。

喝一口酒，最好就能喝相同分量，甚至是兩倍以上的水！

因為這能避免脫水症狀的發生，抑制尿酸值上升。同時也能預防喝醉。

節酒5原則⑤ 烈酒要稀釋後再喝

酒精濃度越高的酒，對胃和肝臟造成的負擔也就越大，喝烈酒時盡可能加熱水或冷水稀釋後再喝。啤酒和香檳等含碳酸的酒類，因為吸收速度快，要特別注意。

需要節酒的人，或許一開始會覺得「好麻煩」、「酒就沒味道了」，但只要有耐心，一定會習慣的，並且能感受到它的成效。請循序漸進地進行吧！

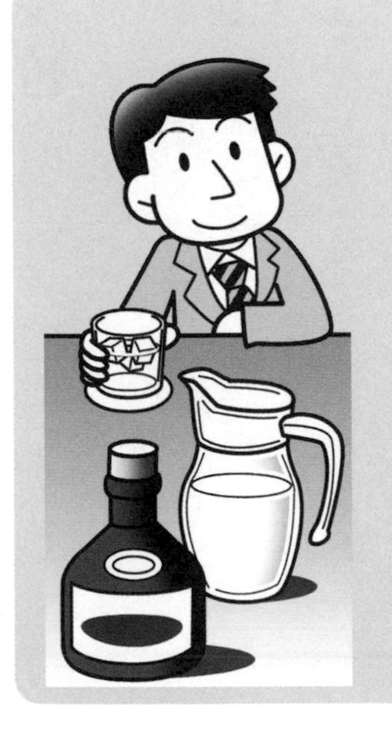

居酒屋小菜的前5名和倒數5名

99 大部分的下酒菜都是高熱量、高普林

尿酸值偏高，或是痛風已經發作的人，除了要努力節酒外，選擇喝酒時搭配的下酒菜也要格外小心。

倘若飲酒一直過量，尿酸值絕對會上升，所以減少飲酒量為最優先，不過同時也要慎選下酒菜，這兩個舉動能左右尿酸值的高低。

特別要注意的是，大多數下酒菜的熱量都很高，而且含高普林。因為普林是美味的來源，所以下酒菜當然含有大量普林。

如果你是個不在乎下酒菜內容和成分，只顧著追求美味的老饕，那麼在健康概念這個範疇，你恐怕已經落伍了。

100 推薦的下酒菜有蔬菜、海藻和蕈菇類等

在下酒菜的選擇上，首先要注意的是，不要總是吃一些普林含量多，而且高熱量的菜餚。譬如老是選擇諸如烤雞肝和燉煮內臟之類的餐點，當然會導致尿酸值上升，必須盡快改變這種不理想的做法。

推薦的下酒菜有蔬菜、海藻、蕈菇類和納豆等（參考左頁圖表）。對長年喝酒，自認為是品酒專家的人來說，或許會有「生菜沙拉怎麼能拿來下酒」的想法，但請記住，這可都是為了你的健康著想。

希望各位要有「根據身體狀況和年齡來選擇下酒菜是理所當然」的想法。

下酒菜前 5 名

1
燉煮蔬菜、沙拉
2
醋拌海藻、沙拉
3
涼拌豆腐、納豆等豆類製品
4
酒蒸鴻禧菇、金針菇
5
白肉生魚片

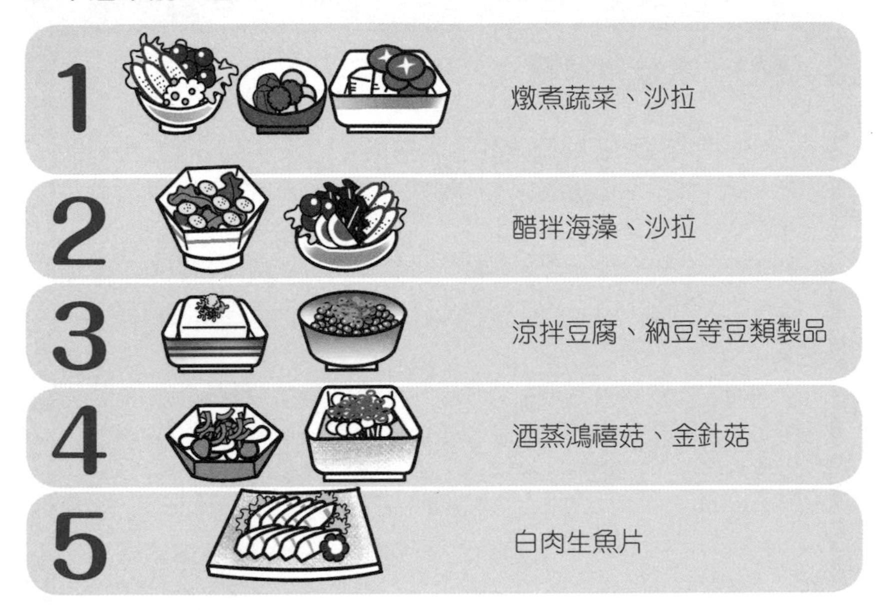

下酒菜倒數 5 名

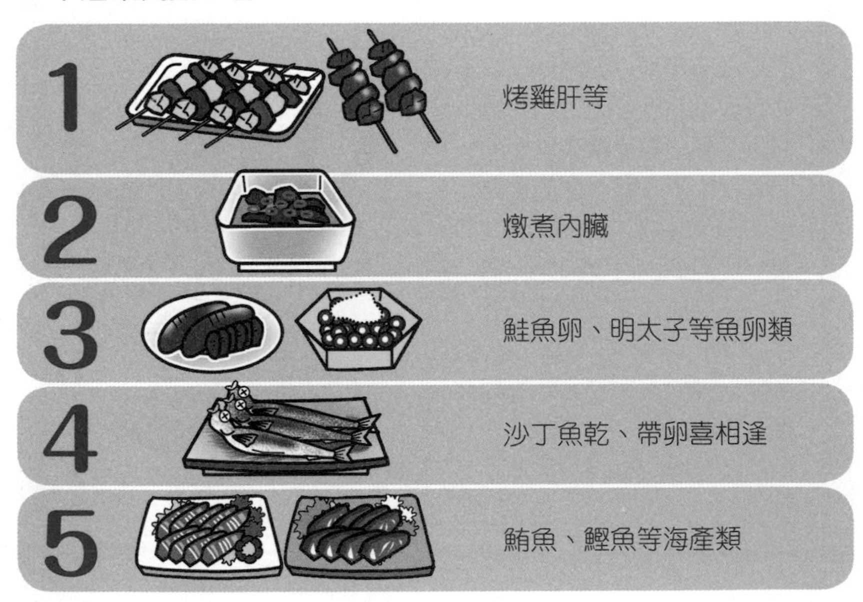

名醫小講堂

運動、水分和啤酒

A先生最喜歡打高爾夫球了。在炎夏的某一天出門打高爾夫，揮汗如雨地盡情揮桿。球局結束後，和友人一起享用啤酒消除疲勞，然後就各自回家了。在那之後，發現腳拇趾底部開始出現刺痛感，但他卻不在意，直到某天的深夜，因為劇烈疼痛而難以入眠。隔天前往醫院檢查，才知道自己已經罹患痛風了。

A先生在球局中，完全沒有補充水分，這麼做非常危險。特別提醒，不光是打高爾夫球，在氣候炎熱時運動，非常容易引起脫水症狀，尿酸值也很容易上升，所以無論如何一定要隨時補充水分。

此外，有不少人覺得運動之後，能夠喝一杯冰涼啤酒是人生一大享受。冰冰涼涼的一飲而下，真是非常爽快，宛如置身天堂。

但這可是個陷阱。身體在運動過後，會出現脫水和疲勞的危險狀況，最起碼大腦是這麼認知的，所以腦部會下達一道「只要有東西進到體內，就要徹底吸收」的指令。所以啤酒的普林、酒精成分等會完完全全地被吸收，然後在體內四處循環。

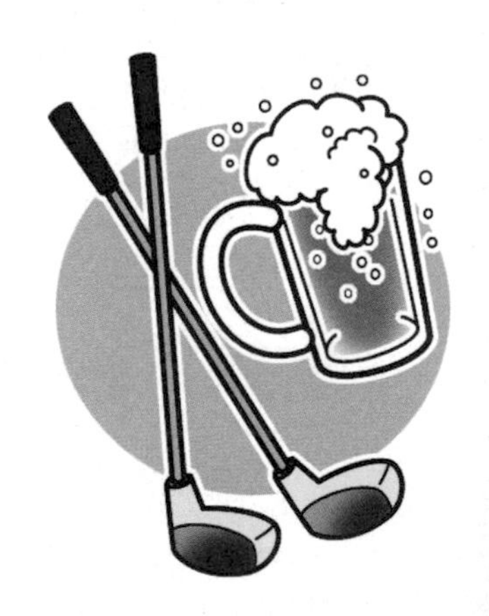

希望藉由運動來增進健康，沒想到反而出現反效果。這等同於自己努力地讓尿酸值上升。

運動、水分和啤酒，這對尿酸值偏高的人來說，都是需要特別注意的項目。

5

養成運動習慣，改善高尿酸血症

檢測你的「運動充足度」！

以下幾個自我檢測指標當中，符合敘述者請打勾，每勾選一項算一分。

□沒有養成每天健走和游泳等運動習慣
□想開始運動，但因為工作太忙而作罷
□沒有在工作和家事的空檔時間做運動的習慣
□爬車站和公司的樓梯時會氣喘吁吁
□比起樓梯，比較常利用電扶梯
□就算到不遠的地方還是會騎腳踏車或開車
□覺得運動只要每一個月一次的高爾夫就足夠了
□年輕時是運動健將
□每個月會從事激烈運動一至兩次，讓自己能盡情揮汗
□運動後隔天，肌肉會非常痠痛

【評分】

○總分在 2 分（含）以下

基本上有運動的習慣。不要鬆懈，但也不要勉強，愉快地持續下去，這樣就能擊退生活習慣病。

○總分在 3 ～ 5 分之間

工作和娛樂兼顧，但還是缺少了運動。養成運動的習慣就能防止尿酸值上升。

○總分超過 8 分（含）以上

這是尿酸值一定會上升的生活型態。避免劇烈運動，先從日常生活的適當運動開始吧！

適度運動對改善尿酸值很有幫助

101 適度運動能消除肥胖，並具有降低尿酸值的效果

對於現代人來說，健康最重要的就是「飲食」和「運動」。或許有不少人早已聽厭了，但這是人類最原始的本能。身體功能必須依靠食物才能運作，而為了要吃到食物，就需要從事狩獵等身體活動，兩者息息相關，缺一不可。

希望尿酸值能正常化，基本原則就是：要將尿酸值控制在正常範圍內。平時進行適當的運動，是控制尿酸值不可缺少的選項。

如第五四頁所說，尿酸值上升的最大原因就是肥胖。曾有研究指出，大多數肥胖者的尿酸值都比體重標準的人來得高。肥胖會讓尿酸無法順利從腎臟排出，這就是導致尿酸值上升的原因，同時也是引起痛風和其他併發症的主要原因。因此，反推回來可得知，肥胖且尿酸值偏高的人，如果能減輕自己的體重，那麼尿酸值就會跟著下降。

102 運動不但能預防高血壓，也能夠幫助血糖值恢復正常

平常做適當的運動，不但能消除肥胖，降低尿酸值，同時也具有促進血液循環、預防高血壓、提升心肺功能、讓血糖值恢復正常、減少三酸甘油酯（中性脂肪）、增加好膽固醇（HDL-C，高密度脂蛋白膽固醇），以及減輕壓力等效果。

現代人已經習慣了使用車子或手扶梯的生活，所以會懶得活動身體。請將運動融入日常生活當中，讓身心經常保持愉快。

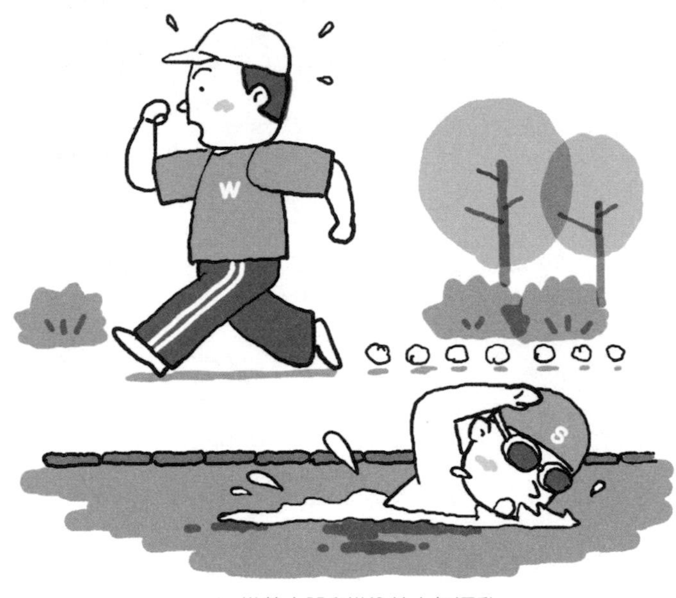

▶ 推薦走路和游泳等有氧運動

103 嘗試走路和游泳等對身體較沒有負擔的有氧運動

應該從事怎樣的運動比較好呢？尿酸值偏高的人進行劇烈運動，可能會導致尿酸值上升，所以要小心注意（參考第一二六頁）。比較推薦的運動是對身體沒有負擔，而且能長時間吸入氧氣的「有氧運動」，諸如走路、游泳、韻律操等。每次約進行三十分鐘，並盡可能養成每天運動，或者至少一星期運動三次的習慣。

超過個人運動極限的劇烈運動又稱為「無氧運動」，像是舉重、短跑、格鬥等都屬於無氧運動。接下來將針對運動進行詳細的說明，但先請記住，無氧運動具有讓尿酸值上升的危險性，所以需要特別注意。

劇烈的運動會讓尿酸值上升，造成反效果

104 進行適當的有氧運動並不會產生普林

有氧運動對消除肥胖具有非常好的效果，並能有效降低尿酸值，但劇烈的無氧運動反而會讓尿酸值上升。這是為什麼呢？

有氧運動是把氧氣吸入體內，花較長時間慢慢燃燒熱量的運動。而無氧運動則是從事激烈的運動，讓身體處在無法獲得足夠氧氣的狀態下，然後持續活動。

兩者皆能有效燃燒熱能嗎？

有氧運動不只是能夠消耗ＡＴＰ（三磷酸腺苷）❶熱能，而且還能再次利用ＡＴＰ來燃燒熱能。因此，並不會製造出太多普林，尿酸當然也就不會上升了。

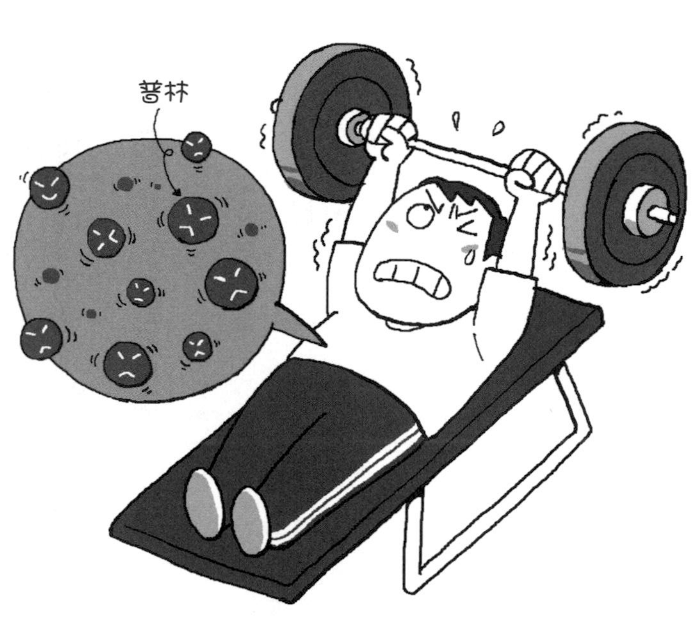

▶ 無氧運動會產生普林

105 進行激烈的無氧運動會製造普林

進行無氧運動時，ATP並無法順利地再利用，所以會產生許多普林，結果就是導致尿酸值上升。

進行足球、橄欖球、網球、羽毛球、籃球、排球，以及一般重量訓練等運動時，必須小心不要運動過度。

另外，在學生時代或年輕時，曾真正從事過運動，或者因為興趣而參加過競賽的人，要特別注意別忽略「年紀增長」的事實。年輕時可以輕易應付的運動，在稍有年紀時，不見得還能應付自如，最好將其列入劇烈運動。畢竟競賽時，很容易失去控制，導致身體受傷，一切還是小心為上策。

總之，不要因為太沉迷運動，而讓身體產生負擔，請多多注意！

小提醒

運動選手當中有不少痛風患者

從事運動的人，內臟脂肪應該很少，所以，按理罹患高尿酸血症和痛風的運動選手應該也很少。

但令人意外的，棒球選手和橄欖球選手當中，卻有不少人的尿酸值偏高，而相樸選手則容易罹患痛風。不過，馬拉松選手則很少有人罹患高尿酸血症和痛風。

由此可知，「有運動的人≠低尿酸值」。

根據運動項目的不同，可能會出現上述傾向，這結果和有氧運動或是無氧運動有關，也和每種運動所要求選手的體格有關。

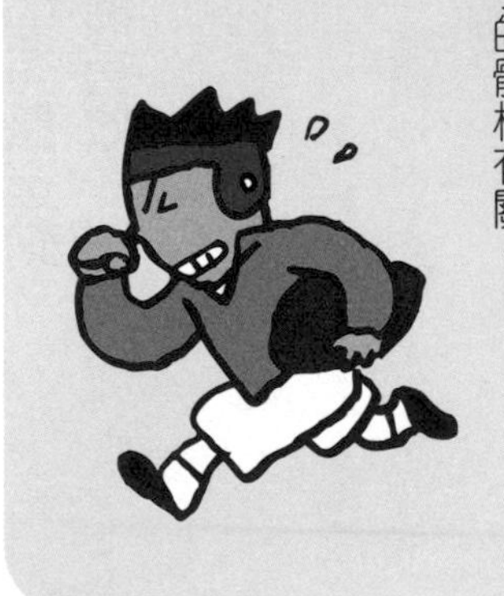

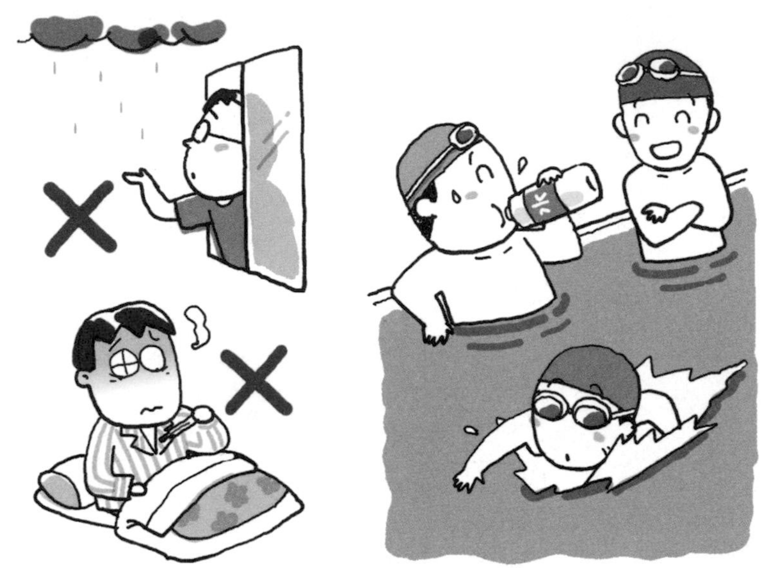

▶ 運動時，中途要有適當的休息，並隨時補充水分。天氣不好或身體狀況欠佳時，最好不要勉強運動

106 能燃燒脂肪的有氧運動對消除肥胖很有效

另一項受到注目的是，有氧運動會把醣質和脂肪當作熱能消耗掉，而無氧運動只會消耗掉醣質。消除肥胖最重要的是燃燒體內脂肪，所以想減重，還是建議從事有氧運動。

最後，再一次呼籲運動不過頭，才能愉快又長久地持續下去。

❶：ATP（Adenosine Triphosphate）就是三磷酸腺苷，是一種有機化合物，存在於所有生物體內。生物細胞內養分的燃燒是ATP形成的方式，運儲能量則是它的主要工作，舉凡肌肉收縮、神經訊息傳遞等多種生理反應都需要ATP，也就是說，ATP是生命活動能量的直接來源，只要需要能量就必須使用ATP。

消耗 150 大卡所需的運動量

運動種類	體重每 1 公斤的每分鐘熱量消耗（大卡）	消耗 150 大卡所需時間		
		體重70公斤	體重80公斤	體重90公斤
步行 60 公尺／分（散步）	0.0534	約 40 分	約 35 分	約 31 分
步行 70 公尺／分（散步）	0.0623	約 34 分	約 30 分	約 27 分
步行 80 公尺／分（正常步）	0.0747	約 29 分	約 25 分	約 22 分
跑步（輕度）	0.1384	約 15 分	約 14 分	約 12 分
體操（輕度）	0.0552	約 39 分	約 34 分	約 30 分
騎腳踏車（輕度）	0.0800	約 27 分	約 23 分	約 21 分
爬樓梯（向上）	0.1349	約 16 分	約 14 分	約 12 分
爬樓梯（向下）	0.0658	約 33 分	約 28 分	約 25 分
游泳（自由式）	0.3738	約 6 分	約 5 分	約 4 分
游泳（蛙式）	0.1614	約 13 分	約 12 分	約 10 分
高爾夫	0.0835	約 26 分	約 22 分	約 20 分

建議選擇「能邊運動邊欣賞風景」的有氧運動

107 只要穿上球鞋，隨時隨地都能運動

尿酸值偏高的人，最好在平日就養成做有氧運動的習慣。

運動種類不拘，只要是有氧運動都可以。喜歡游泳而且家附近就有游泳池的人，就選擇游泳；喜歡騎腳踏車的人，只要附近有安全又好騎的路，就可以選擇騎腳踏車。請按照自己的喜好及環境條件，選擇感到興趣又能持續下去的運動吧！

如果沒有特別喜歡的運動，那麼最推薦的就是「健走」。健走就只是走路，所以不需要游泳池或腳踏車等設施和工具。只要有一雙運動鞋，不管在哪個時候，在哪個地方，健走是每個人都可以進行的運動。

108 有氧運動不會讓尿酸值升高，而且具有各種保健效果

走路不只有「方便」這好處，如果能將健走這個運動習慣持續下去，還會有其他的保健效果。

- 提升心肺功能，增強體力
- 燃燒體內脂肪，預防肥胖
- 促進血液循環，維持血壓正常
- 增加好的膽固醇
- 刺激腦部，預防老化和認知障礙（老年失智症，即阿茲海默症，是一種持續性神經功能障礙，常見症狀有情緒呆滯、出現妄想或幻覺、易怒、喪失長期記憶等）的發生
- 讓骨骼強壯，預防骨質疏鬆症的發生
- 轉換心情，消除壓力

109 養成走路的習慣後，再開始正規地健走運動

想要養成健走的習慣，在日常生活中就要盡可能走路。例如在住家附近活動時，盡量不要騎腳踏車；捨棄手扶梯和電梯，選擇爬樓梯；上班時，在前一站下車，然後走路到公司；休假時積極地出門散步等。能夠多走路的方法真的很多，重點是：要習慣走路這件事。

等習慣了走路，就可以開始正規地健走了。說正規可能有點誇張，總之就是快走，步伐盡量大，手臂大大地擺動，大概走二十到三十分鐘。這樣的走路方法，就算是冬天也會滿頭大汗，可以完全感受到體內脂肪正在燃燒！

盡可能每天健走三十分鐘，若無法做到，最起碼也要一星期三次。沒辦法一次走三十分鐘的人，可以分三次走，每次至少走十分鐘。只要學會享受走路的樂趣，相信健走就能長久持續下去。

正確的走路方法

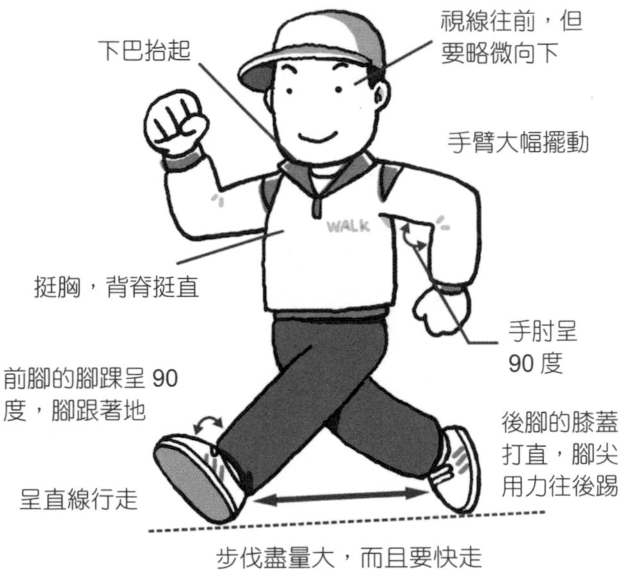

下巴抬起
視線往前，但要略微向下
手臂大幅擺動
挺胸，背脊挺直
手肘呈90度
前腳的腳踝呈90度，腳跟著地
後腳的膝蓋打直，腳尖用力往後踢
呈直線行走
步伐盡量大，而且要快走

在工作和家事的空檔時間做體操或伸展操

110 工作之餘可做伸展操，盡量舒展身體

每天都坐在電腦前面，或是大部分時間都在辦公室工作的人，如果自己不想活動身體的話，應該誰也勸不了。這些人一天中需要「活動」的機會，大概就只有上下班時，從擁擠的交通工具上下車而已，這樣運動量當然不夠。

想增加活動量，就善加利用工作和做家事的空檔時間吧！但記住別影響到他人。譬如持續在電腦前面工作一個小時後，站起身來，為了不影響周遭同事，最好到走廊，再盡情伸展身體，或轉動身軀，做一些暖身操、伸展操。只要養成這種習慣，日常生活的運動量就相當可觀了。

111 邊摺衣服邊向下彎腰，家事的空檔時間也能做運動

做家事的時候，也可以把手放在流理檯，抬抬腿或是伸展一下腰部，摺衣服的時候也可以邊彎腰，或者是把腳伸直等。只要常做，運動效果就能一點一點累積起來。

在家休息時，也可以邊看電視邊活動身體。例如坐著時上下舉手，或是抬抬腿。比起完全不動，坐著時動一動會好很多。

躺在床上或在浴缸泡澡時，也可以伸屈雙腳，轉動身體和脖子等，只要在不勉強的範圍內，請養成隨時運動的習慣。不管是站著、坐著、躺著，只要狀況允許，請記得多動一動！

隨時都能做的簡單伸展操

在辦公室

●伸展脖頸
面朝下，兩手放在頭後，用雙手的重量來伸展頸部

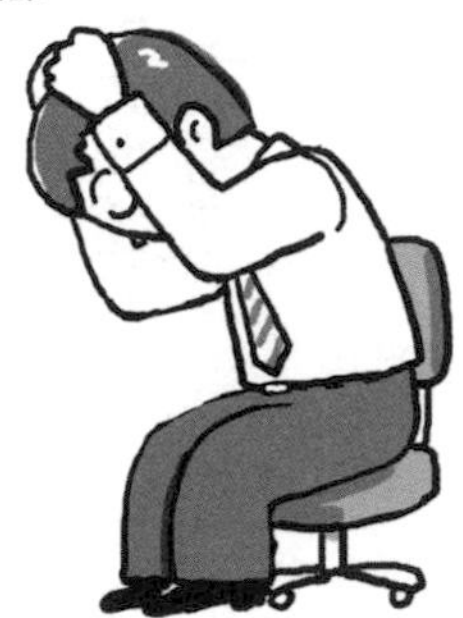

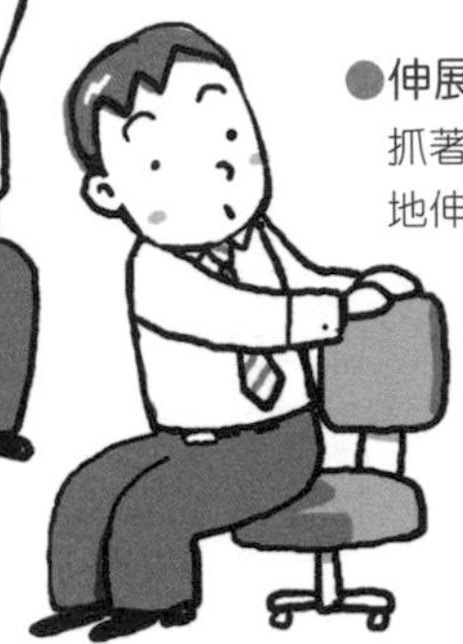

●伸展肩膀
一手抓著另一隻手的手肘，並慢慢地往側邊拉

●伸展腰部
抓著椅背，慢慢地伸展腰部

在浴室

●伸展胸腔
拉直身軀，整個身體往後伸展

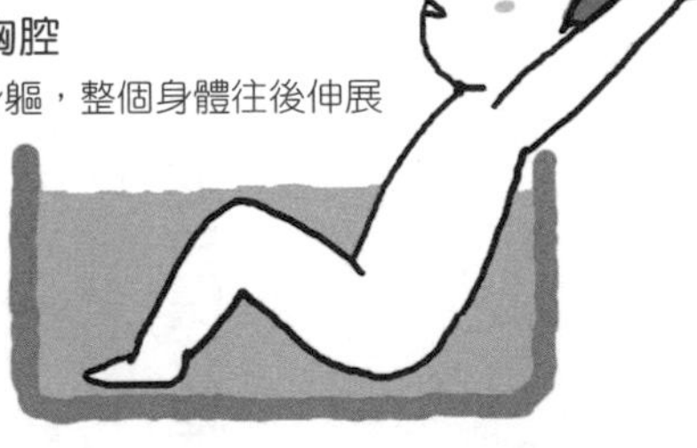

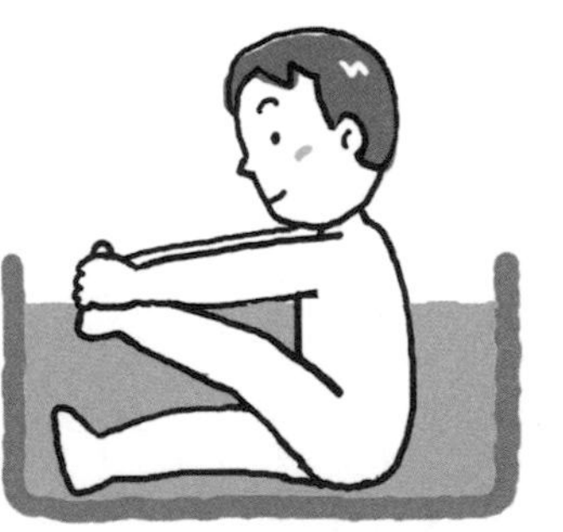

●伸展腿
伸展雙腿的內側

在家裡

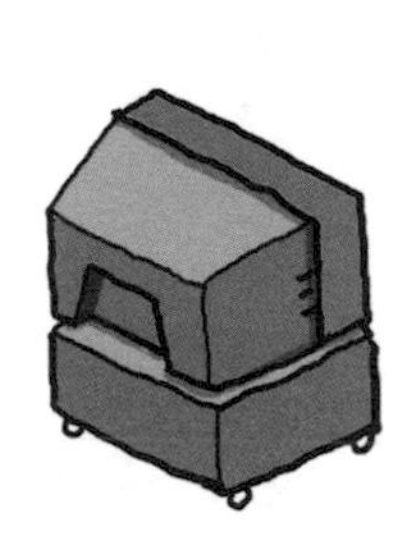

●伸展股關節和大腿內側
雙腳腳底併攏，膝蓋伸直

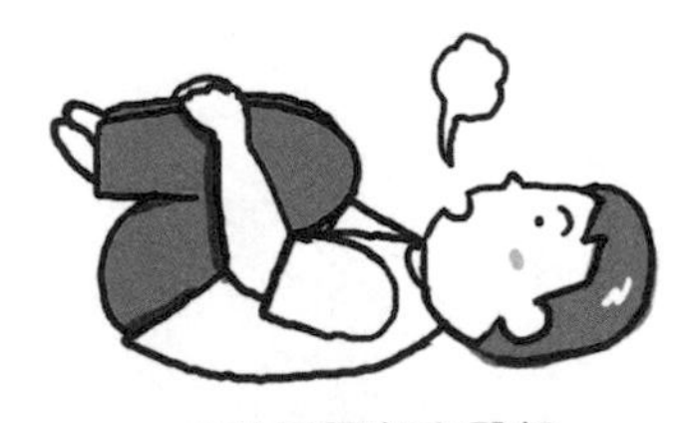

●伸展腰部和臀部
膝蓋彎曲，往胸部方向壓

運動時的注意事項

112 能夠愉快且長久地運動，最重要的就是不勉強

能夠愉快且長久地運動是非常重要的，基本上，無法持續的運動是沒有意義的。不喜歡運動，或是很容易放棄的人，可以找同伴一起健走或是去游泳，相互勉勵應該就能持續下去了。

從事運動最需要小心的，就是運動傷害。要是身體受傷了，那麼就算想運動也沒辦法。

受傷的最大原因不外乎「太勉強」。就算是年輕時有習慣運動的人，要是已經有一段時間沒運動，那麼最好不要一開始就設定太高的目標。若小看健走的威力，可能會讓肌肉和筋骨受傷，也可能因為腳磨破皮、起水泡而流淚。

113 不想受傷就要做好暖身運動，並且隨時補充水分

要避免身體受傷，就要在運動前做好暖身，運動後的伸展操也不可忘記。請參考第一三六頁至一三七頁的動作，養成每一個動作持續五分鐘的習慣。

還有千萬不能忘記的，就是水分的補充。就算是在稍有涼意的季節，即便連走路都還是會流很多汗，天氣炎熱的夏天就更不用說了，因此水分的補充絕不能忘。流汗會讓體內的水分減少，阻礙尿酸的排泄，所以尿酸值偏高的人尤其要特別注意這一點。

不管是運動前後，還是運動途中都要喝礦泉

水等來補充水分，小心不要因為體內缺乏足夠的水分而發生極度口渴、疲倦、頭暈，甚至是肌肉痙攣等脫水症狀。尤其是夏天，每走十五分鐘就要喝二〇〇毫升的水，切記一定要經常補充水分。

雖然持續運動很重要，但身體不適或天氣不好時，最好就休息吧！輕鬆地偷個懶反而能讓運動持續下去。

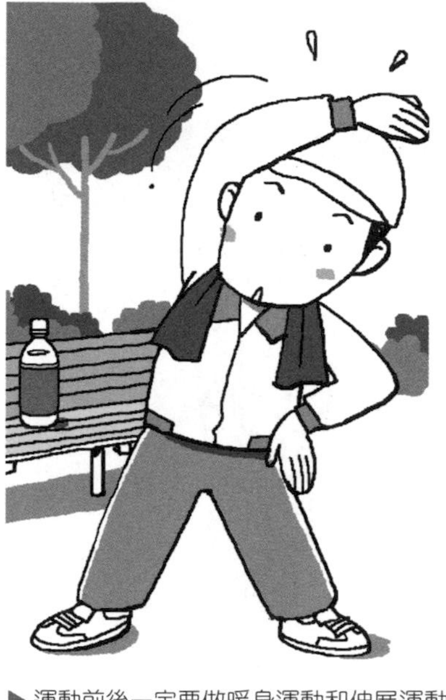

▶ 運動前後一定要做暖身運動和伸展運動

小提醒

怎樣程度的運動才是「劇烈運動」呢？

說到運動，應該會有一些人認為「健走和散步實在太無趣了！」所以，想要做更劇烈的運動吧?!

究竟什麼樣程度的運動才算是「劇烈運動」，答案根據每個人的尿酸值，以及有無併發症而有所差異，並沒辦法一概而論，但因為無氧運動會讓尿酸值上升，所以絕對不會是運動好選擇。

不過就算是有氧運動，也不建議有高尿酸血症和痛風問題的人，一開始就嘗試長距離的慢跑或馬拉松等運動。

如果是健康的人，每天慢跑控制在10公里左右，尿酸值上升的風險會降低。但請特別注意，若是因為想消除肥胖，改善尿酸值而進行慢跑，還是要獲得醫生同意，這樣才不會發生問題。

伸展體側

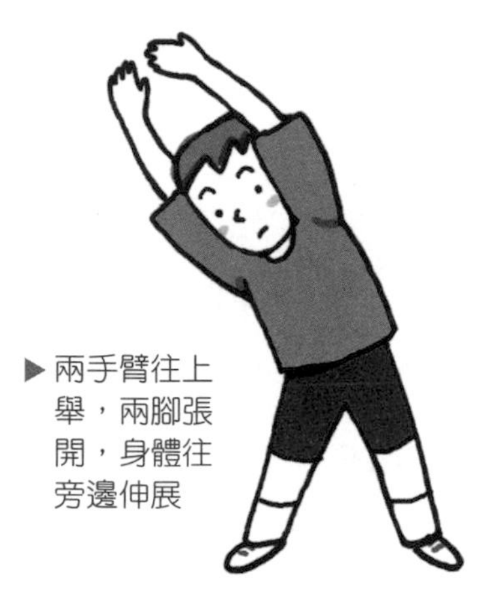

▶ 兩手臂往上舉，兩腳張開，身體往旁邊伸展

伸展全身

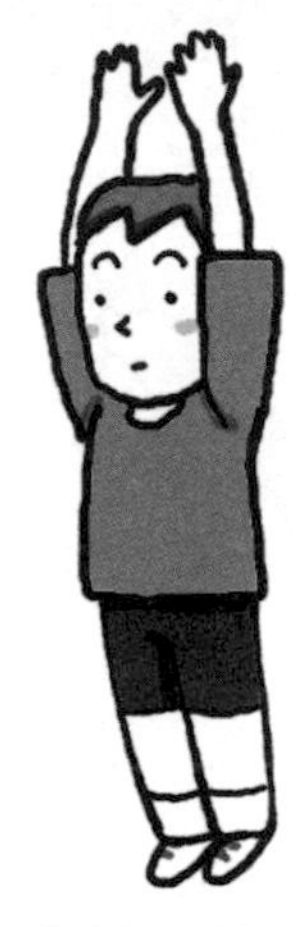

▶ 兩手臂向上舉，往上伸展

伸展肩膀

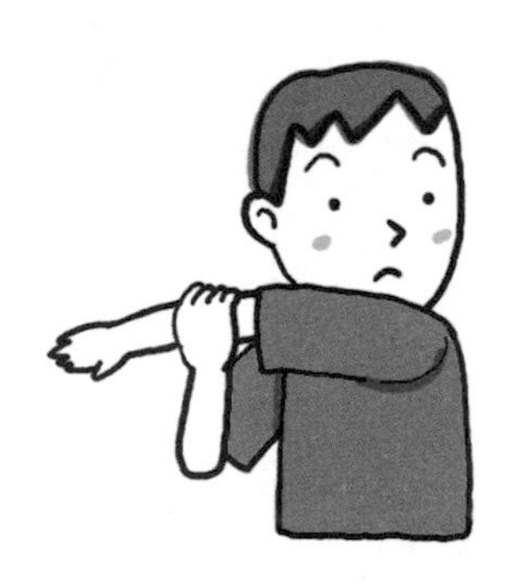

▶ 一隻手抓住另一隻手的手臂，往身體的方向壓

伸展肩膀和手腕等部位

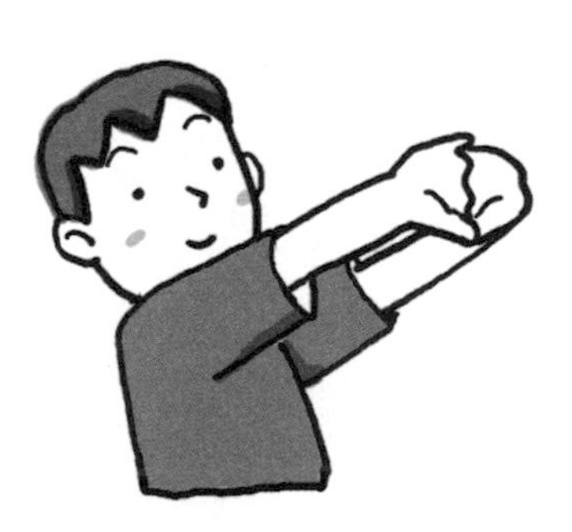

▶ 兩手握住，手掌往外翻，手臂伸直

暖身操和緩和運動

伸展後背和腰

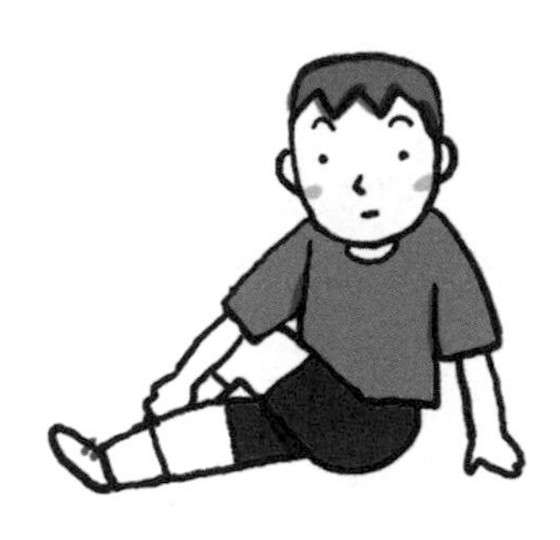

▶一隻腳放在另外一隻腳的外側，轉動身體

伸展腰和臀部

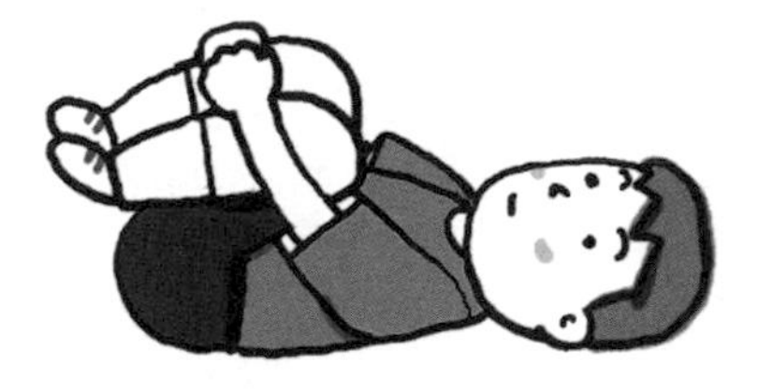

▶膝蓋彎曲，往胸部方向推

伸展小腿肚

▶腳前後張開，手支撐在牆壁上，身體往前下壓

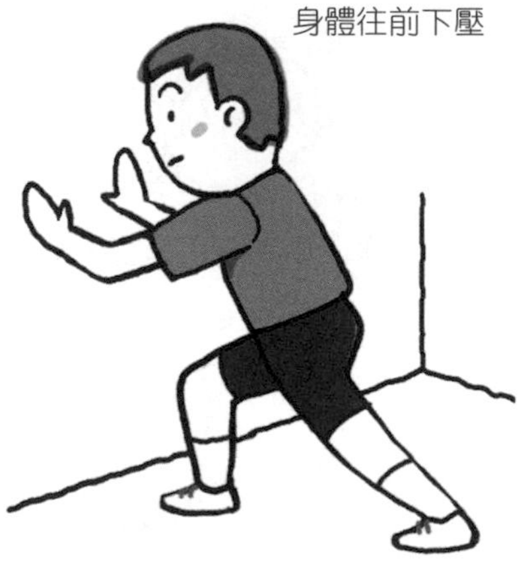

伸展腰、大腿內側

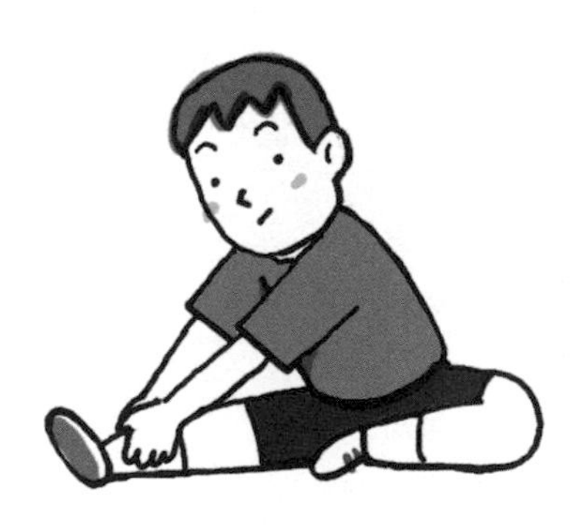

▶單腳彎曲，身體朝伸直那隻腳的方向下壓

名醫小講堂

有規律的運動能讓腦內血清素增加，有助於消除壓力

不少人都有這樣的經驗：習慣走路之後，不管是身體還是心理都會有「Walking High」的感覺，越走心情越好，感到非常幸福。雖說不上陶醉，但就是接近那樣的感覺。

這是有原因的，因為走路會讓腦內的神經傳達物質，別稱「愉悅荷爾蒙」的血清素增加。

血清素會因為走路，或者是腹式呼吸、咀嚼等身體重複律動而增加。

腹式呼吸，是以腹腔而非胸腔進行呼吸的呼吸法。做法很簡單，花 5 秒鐘從鼻子慢慢吸氣，然後再花 15 秒從嘴巴緩緩吐氣。每一次吸吐大概 20 秒，所以每分鐘差不多可以進行 3 次。

重複 10 次左右，整個人會覺得很舒服。上班通車時或等待客戶時，隨時都可以進行，請絕對要試試看。

在上一個世代，雖然餐桌上的菜餚不像現在這麼豐盛，但大部分的人都覺得自己很幸福。原因雖然有很多，但我想應該也跟大多數的食材都需要咀嚼（這個動作讓血清素增加）有關。

漢堡、布丁等，現在孩童總是吃一些柔軟食物，試想，這樣能從食物感受到幸福嗎？

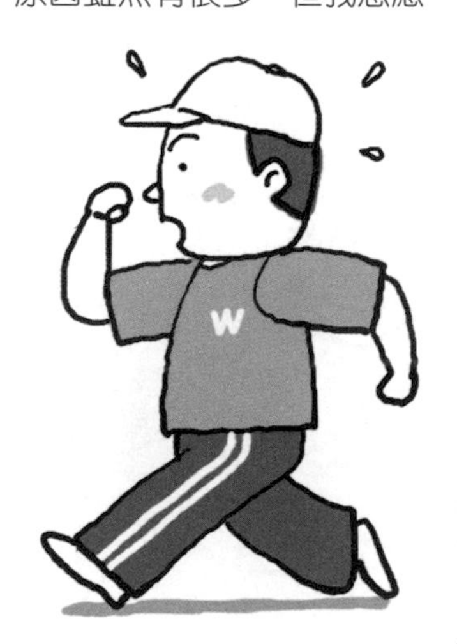

6

消除壓力和日常生活的重要原則

檢測你的「壓力危險度」！

以下幾個自我檢測指標當中，符合敘述者請打勾，每勾選一項算一分。

□幾乎每天都要加班
□忙於工作、家事和育兒，幾乎沒有自己的時間
□每天跟時間賽跑，很難有機會喘氣
□覺得現在的工作並不適合自己
□做事要求完美
□一旦開始做事，不做到一個段落是不會休息的
□為了職場、家長聯合會等的人際關係而感到困擾
□沒有家人或朋友可以傾聽煩惱
□些微的事情就會讓你煩躁，或是生氣
□沒有能夠幫助消除壓力的嗜好

【評分】

○總分在 3 分（含）以下

如果勾選的項目不是太嚴重的話，那麼表示身心並無問題。按照自己的步調，應該就能消除壓力。

○總分在 4 ～ 7 分之間

大部分現代人都會有這種程度的壓力，但放置不管可是很危險的。為了讓尿酸值穩定，應該盡早消除壓力。

○總分超過 8 分（含）以上

所承受的壓力應該已經超過極限了吧！最好能尋求專業醫生的協助，找到消除壓力的對策。

壓力是會讓尿酸值上升的大敵

114 沉重的壓力會讓尿酸增加，也會抑制尿酸排泄

壓力和尿酸值上升究竟有何關係呢？其實目前沒有任何研究證實兩者之間有關，但推論應該是以下面模式產生作用的。

承受壓力時，身心都會感到緊張，為了應對突發狀況，體內的熱能會燃燒旺盛。隨著體內代謝作用的旺盛，尿酸的合成也會跟著加速，因此尿酸值就會上升。

再者，長期累積壓力，自律神經也會出現失調現象，如此一來，尿酸就無法順利排出，壓力自然成為引起尿酸值上升的原因。

從各調查統計得知，長期承受重大壓力，尿酸值就會上升。而痛風也通常是在承受沉重壓力時發作的。若希望尿酸值下降，並且預防高尿酸血症和痛風，絕對要適當地消除壓力。

115 不可能完全沒有壓力，因此重要的是要如何應對

不論是誰，生活當中總會有些壓力。重點是不要一味地忍受，而要適當地發洩。實際上，不論我們再怎麼努力，也不可能讓壓力變成零，再者也沒這麼做的必要性。說不定「想要完全沒壓力」這個想法本身就是一種壓力，這樣豈不雪上加霜嗎？

有壓力是天經地義的，只要別累積就可以了，所以輕鬆面對反而比較好。

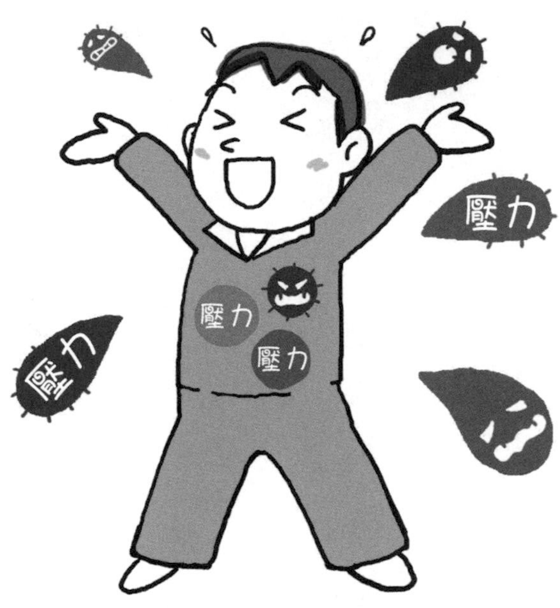

▶ 每個人都會有壓力，重要的是要如何面對

116 責任較重的中階管理職，最容易因壓力和尿酸值偏高而煩惱

現代人所承受的壓力越來越沉重，從西元二〇一〇年厚生勞動省的調查得知，約六〇%的國民認為，日常生活承受了重大的壓力。尤其是位於中階管理職等擔負重責大任的人，更是每天因工作或職場的人際關係而神經緊繃。

這個年代，誰都會為了家庭的教養和各種問題而煩惱，但要是眾多煩惱同時發生的話，可能就會產生莫大壓力了。

因「尿酸值偏高而引起痛風發作」的族群，恰好就是這個世代的人。控制了壓力就等於控制了尿酸值，兩者的關係十分密切。

飲食、運動、作息都要規律

117 沒有培養良好生活習慣是產生壓力的主要原因

在思考如何消除壓力之前，還需要有個認知——生活習慣不好也是造成壓力的原因。重新審視自己的生活作息，看看有沒有哪一種生活習慣，可能會造成壓力。

不會招致壓力的基本生活習慣，第一就是要有規律的生活，當然飲食、運動和休息也相當重要。以下是詳盡說明。

●規律的生活

想吃的時候吃，想睡的時候睡，這或許是現代人所嚮往的自由生活，但從健康層面來看，完全不建議這麼過日子。不規律的生活會讓生理時鐘紊亂，內臟和自律神經功能也會失調，最後就會影響到健康，面對壓力時也會難以招架。

●營養均衡的飲食

當人類的身體遇到壓力這個緊急狀況時，就會施展出「提供血液給全身」、「分泌荷爾蒙」等各種應對方法。

不管是哪一種方法，全都需要營養成分的協助。平常營養不均衡的人，一旦遇到這種狀況就難以應對，最後自然輸給壓力。

●適度的運動

運動會讓人神清氣爽，身心都會覺得舒暢。這是因為運動具有能帶動全身血液循環、將新鮮氧氣輸送到全身各處、刺激內臟和神經使其活性化等各種有益健康的效果。要是能有規律的運動，那麼腦內稱為「血清素」的神經傳達物質就會增加，喚醒愉悅的感覺，而其附加效果就是消除壓力。

●充分的休息

沒有休息、拚命工作，會讓身心一直處於緊繃狀態，這樣交感神經會持續亢奮，負責放鬆的副交感神經無法發揮作用，身心皆無法獲得休息。

要注意，越忙碌越要找時間休息，這一點非常重要。每天的睡眠是休息的必要條件，理想的睡眠狀態是：不僅睡眠品質要好，時間也要足夠，否則身體將一直處於疲憊狀態。

不產生壓力的生活術

▶ 過著規律的生活

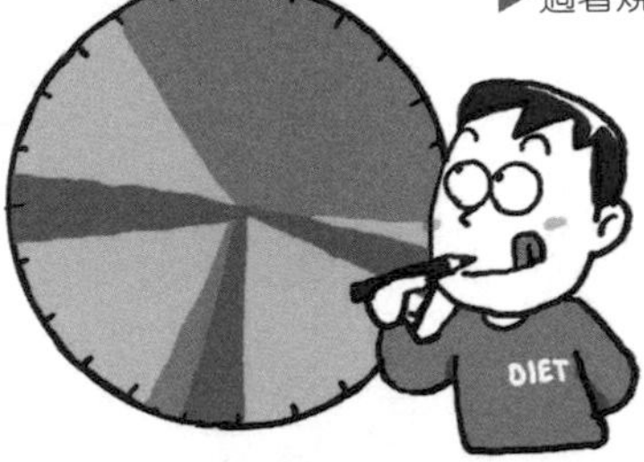

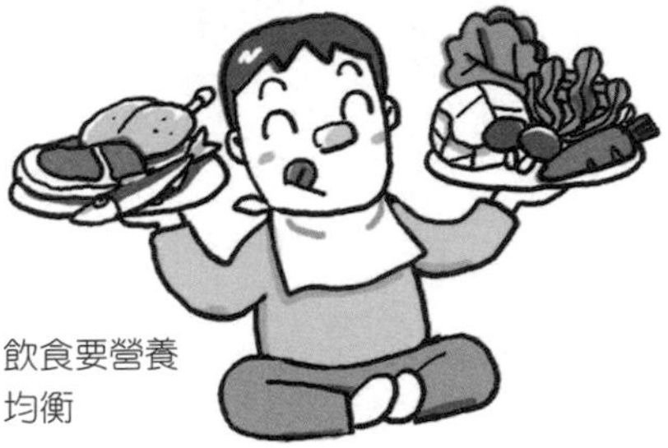

▶ 飲食要營養均衡

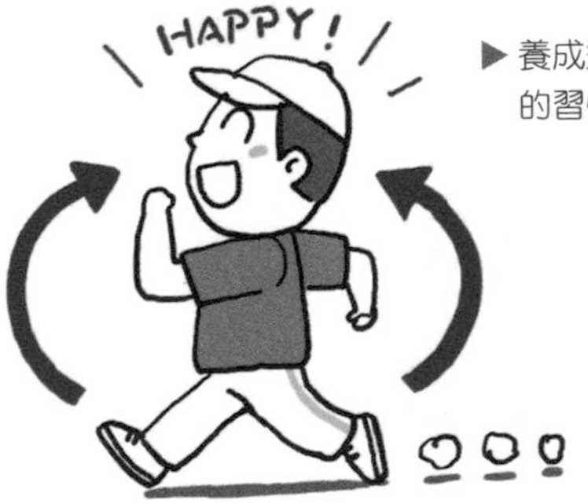

▶ 養成適度運動的習慣

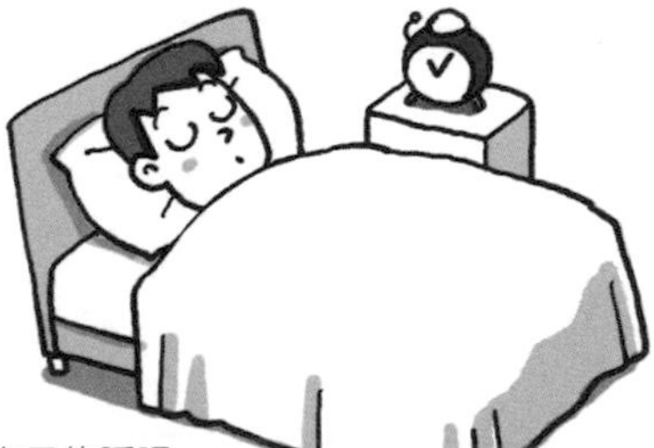

▶ 充足的睡眠

「工作至上」是健康大敵

118 責任感強烈且熱中於工作，是值得讚賞的美德嗎？

做著同樣的工作，同樣感到疲倦，而且壓力同樣也不斷累積，但就是有人不會被壓力所影響。壓力和性格、做事風格，以及尿酸值上升有著密不可分的關係。

每一個容易囤積壓力，尿酸值容易升高的人，特徵應該大同小異。在個性上，通常認真、謹慎、有責任感、競爭心旺盛，達成目標的企圖心很強；在生活方面則是不知變通，不太願意花時間培養興趣和遊玩。

請千萬不要誤會，有上述個性和做事風格的人並非不好。這些特徵意味著勤勉，這是日本人的美德之一，也是讓我們總能獲得相當評價的原因。

保有這個美德並沒有什麼不好，只是如果太過頭了，可能會對身心造成負面影響，這一點要特別留心。

119 一直承受沉重壓力，很難將身心的戰鬥模式解除

用心就可以感受到心理和精神所承受的壓力，所謂的心，正確來說應該是「腦部」。承受壓力的腦會通知全身，並且發出血壓上升、分泌荷爾蒙的指令來面對壓力，而傳遞這個指令的就是自律神經。

自律神經分成在身心活動時支配的「交感神經」，以及放鬆休息時出現的「副交感神經」兩種。持續承受壓力時，交感神經會一直發揮作用，

讓身心維持在緊繃的狀態下。

也就是說，如果認真、責任感強、競爭心旺盛，且一直埋頭工作的話，交感神經就無法休息，戰鬥模式也永遠無法解除。不斷地消耗熱能，身心都會感到疲倦。

在某一天，壓倒駱駝的最後一根稻草出現時，身心的某個地方就會因為壓力而發生障礙。尿酸值上升也是其中之一。

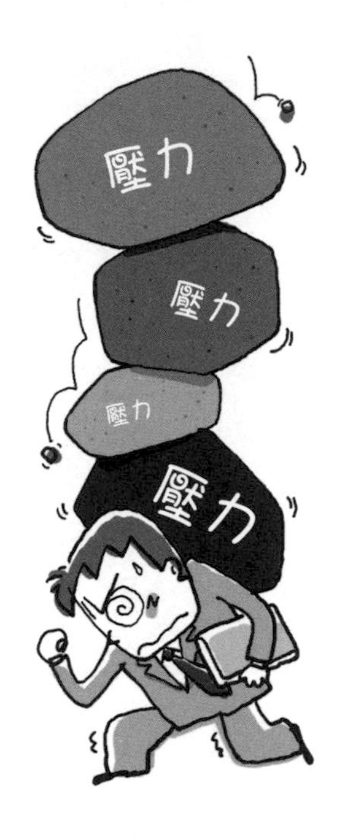

120 不改變個性也沒關係，只要適當休息就可以了

個性並不是那麼容易改變的，甚至有心理學者認為個性是絕對不可能改變的，但工作模式可就不一樣了，只要稍微調整一下想法，應該就能有所改變。

覺得「工作太累了，最近都沒好好休息」時，就請找個時間徹底放鬆休息一下吧！就算無法使認真的性格變得隨便，但累了就休息是每個人都能做到的吧！

因為工作而使健康受到傷害，這樣會給家人帶來困擾，實在得不償失。而且生病也會影響到工作，這樣不是又同時也帶來工作上的困擾?!

記得，適時踩一下煞車，在身體還健康時就要多多休息。

努力之餘，要懂得適時轉換心情

121 沒有特別的嗜好或運動習慣也無妨，只要能轉換心情就能紓解壓力

就算想培養嗜好來消除壓力，或是希望藉由運動揮灑汗水，但真正要實踐這些念頭其實並不那麼容易。

但若消極以對，不消除壓力，而且還不斷累積壓力，這種做法又相當不明智。

推薦一種簡單又可馬上進行，且能夠有效消除壓力的方法——轉換心情法。雖然說它不算是真正的嗜好或運動，但完全不需要在意這點，只要降尿酸效果好，就是好方法。

別小看「只是稍微轉換心情」，若能長時間這麼做，它會成為消除壓力的最佳方法。

122 要降低尿酸值，具放鬆效果的活動最有用

在各種轉換心情的方法當中，推薦尿酸值偏高的人選擇放鬆型、療癒型的活動。

就像本書第一二六頁所提到，進行劇烈運動會促使尿酸值上升，如果要選擇興趣培養或轉換心情的方式，那麼與其選擇一些衝動、激烈的活動，不如選擇能夠讓心情平緩穩定的，放鬆系、療癒系的活動。

只要按照自己的喜好以及生活型態，來挑選適合的活動，應該都能有不錯的效果。從現在起，請帶著愉快的心情開始吧！讓尿酸值一天比一天還要低。

●散步

就算遇到假日，大部分的人也經常因為平日工作過於操煩，而懶得外出，寧可選擇整天待在家裡無所事事。但其實，就算只是上街閒晃，也能轉換心情。

●到公園接觸大自然

就算沒辦法接近大山大水，平時到公園看看綠蔭也不錯。如果能到大型公園，還可以享受森林浴！另外，鳥鳴聲也具有療癒的成效。放假時請到公園散步吧！

●找到自己的祕密基地

請找到能讓你放鬆的「祕密基地」，咖啡廳窗邊座位、公園噴水池附近的長椅……，隨處都可以是祕密基地。要是偶爾可以讓它們成為緊急避難場所，相信放鬆的效果會很大。

●聽音樂

音樂的放鬆效果絕對是肯定的。不管是古典音樂、歌謠或民謠，只要是自己喜歡的音樂都可以。此外，最近還有療癒性音樂、相聲、佛經等可選擇。就按照自己的喜好來選擇，只要達到療癒效果就可以了！

●香氛

精油、沉香薰香是現代人轉換心情的時髦方式。在放假日的下午，或是沐浴時都可以試試。

●假日下廚

能充分運用五感的烹飪，最適合用來轉換心情。平常不下廚的男性，不妨也嘗試在假日下廚吧！

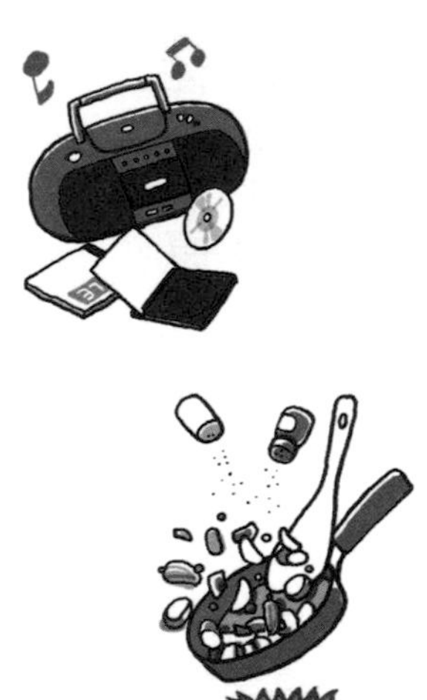

別忘了要和醫生溝通

123 想改變生活習慣就一定要「勤奮、持久」！

治療高尿酸血症和痛風時，會根據狀況採取藥物治療。因為最近有不錯的降尿酸藥物，所以尿酸值的管理已不再那麼困難。

但高尿酸血症和痛風屬於生活習慣病❶之一，所以不論有無接受藥物治療，改變生活習慣都是相當重要的一環。

如前面所說，飲食、限制飲酒、運動是降低尿酸值的三大支柱。而這些習慣並非一朝一夕就能看出效果，需要勤奮地長久持續下去，但是「勤奮地長久持續下去」卻相當難做到。許多人經常一開始會努力堅持，但慢慢的，就因為覺得太麻煩而懶得再持續下去，最後，又會回到原本的生活。

124 要降低尿酸值，自動自發非常重要

高尿酸血症和痛風的患者，只要改善肥胖（囤積內臟脂肪）情形，減輕體重，應該都能順利降低尿酸值。

但要是為了降低數據而採取劇烈的熱量限制、普林限制，或是嚴禁喝酒，可能反而會造成反效果。太嚴苛的話，就算初期能順利進行，最後一定也很難持續下去。

要改變已經習慣的事，確實是非常不容易的。不過，千萬別等著別人「幫」你改變生活習慣，應該要自動自發，主動改變，否則想要降低尿酸值恐怕很難有成效。

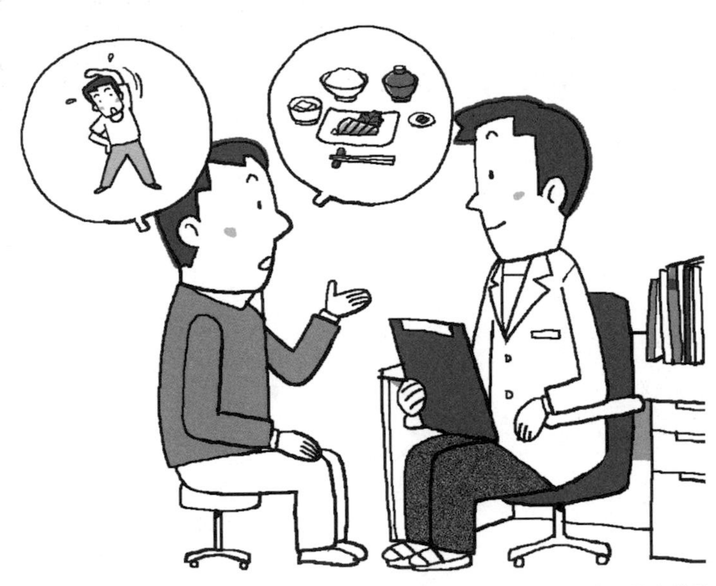

▶ 不單單是尿酸值控制不順利時要看醫生，平時就該定期接受醫生的診斷，並一起調整治療方針

125 定期接受專業諮詢，隨時審視自己的飲食和運動內容

想要降低尿酸值，如果單靠自己的判斷，來改變生活習慣，或許會朝錯誤的方向發展。應該要請醫生詳細說明，徹底了解肥胖、攝取高普林食物，以及飲酒過量對高尿酸血症患者會有什麼不好的影響。

另外，要重新審視過去的生活習慣，但調整時可以多點彈性，別事事要求完美。這樣就會在沒有壓力的狀況下，訂定治療方針以及飲食和運動的執行內容。

定期接受醫生的診斷，和醫生保持良好的溝通管道也是成功降低尿酸值的祕訣。

❶：生活習慣病一詞源自日本，指罹病原因多為生活習慣所引起的疾病總稱，如高血壓、高血脂、高血糖、心臟病、痛風……等成人病或文明病。

作息不規律者的調整原則

126 夜貓子的生活型態會打亂生理時鐘

工作上需要輪班或加班的人、總是當夜貓子的人，生活作息通常都很紊亂。這類型族群的人即使想要過著規律的生活，有時因現實考量，實在很難辦得到。

但是，一旦習慣過著夜貓子的生活型態，晚餐通常就一定會晚吃，如此很容易造成肥胖。因為，太晚進食會變相縮短「晚餐完畢到入睡前」的時間，使得熱量無法完全消耗掉。這麼一來，剩下來的熱量就會變成脂肪囤積在體內，人當然就容易變胖了。

再者，隔天早上也會因為昨晚食物沒有消化完全而沒有胃口吃早餐。早餐具有喚醒身體的重要功能，不吃早餐，會讓生理時鐘發生混亂。

127 就算在職場，最好也要在固定的時間吃點東西

能夠帶著營養均衡的便當到公司是最好的，但不是每個人都能這麼做。如果剛好需要輪班，必須一大早或深夜上班，這時可以先在家裡做好三角飯糰等輕食帶到公司，並在休息時間享用。

不過，「早上回家後吃大分量的早午餐，或是上完晚班吃個油膩的早餐，然後倒頭就睡」，這樣可是不行的！

在公司吃過飯糰後，回家可以選擇以蔬菜和優良蛋白質為主的菜色，例如以豐富蔬菜熬煮而成的湯，或是對胃比較好的蔬菜鹹稀飯等，如此可以補充缺少的優良蛋白質、膳食纖維等營養成分。如果一天的總營養攝取是均衡的，那麼就不用拘泥於每

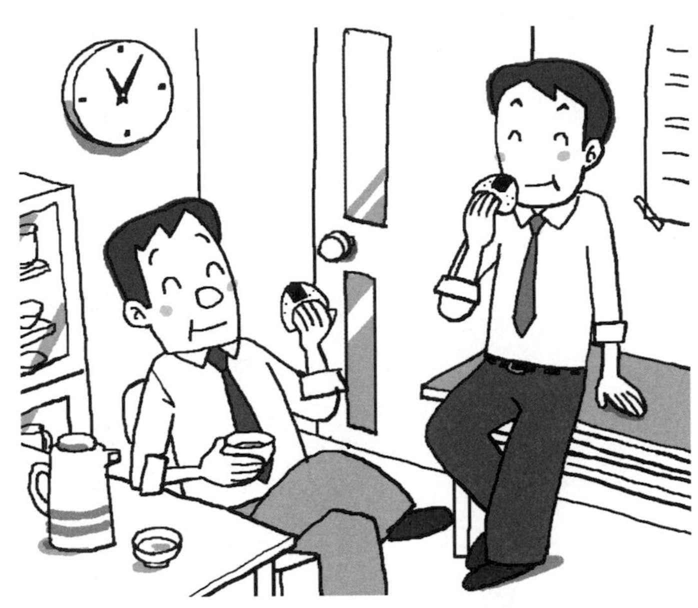

▶ 在條件允許下，上班時也要找時間用餐，千萬不要回家後再暴飲暴食

餐都要營養均衡了。

將一天的飲食分成數次的「分食」，因為有不錯的減重效果，請絕對要嘗試看看。

128 工作和私生活的界線要劃分清楚

每天加班是理所當然、連放假日都還要接待客戶去打高爾夫……，這種工作模式，根本就沒辦法過規律的生活。

就算無法拒絕每一個應酬，也要明確找出自己的底線。休息時間充足，才能擁有理想的高品質生活。

認真工作和擁有私人空間兩者一樣重要。

出現併發症者的日常注意事項

129 出現併發症時，請和醫生一起審視目前的生活型態

想要降低尿酸值，除了飲食、限制飲酒和運動外，在日常生活中，就要適當消除壓力，並攝取足夠的水分。

這些做法不但能降低尿酸值，對高血壓、血脂異常❷、糖尿病等各種併發症的預防也很有效。但特別注意，若已經出現併發症，則需要視情況調整，依然盲目遵循上述原則，可能會讓病情更惡化。

有併發症的人，應該要針對個別症狀，諮詢醫師意見並做出相關調整。下面幾點請特別注意：

●運動需在醫生指導下進行

心臟病、高血壓、動脈硬化和腦血管病變等併發症的人，就算只是進行輕度運動，都需要格外小心安全性。另外，就算沒有併發症，高齡者勉強運動也是非常危險的。

上述族群，一定要在醫生的指導下，才能進行相關運動。

●有腎臟病的人要小心水分的攝取

一般來說，要改善尿酸值，水分的攝取是很重要的，但是對有腎臟病和心臟病的人來說，攝取太多的水分反而不好。

這一點也請和醫生商量之後，再決定適當的攝取量。

●降血壓藥可能會讓尿酸值上升

在治療高血壓的眾多降血壓藥物中，有些藥物（註九，見第一六九頁）的副作用包含了讓尿酸值上升。

有高血壓的人在選擇藥物時，請特別提出跟醫

生商量。

●香菸百害而無一利

在第一一六頁中提過，吸菸不但會影響尿酸值，同時對所有的併發症幾乎也都有負面的影響。

特別是早上起床一根菸、邊喝酒邊吸菸等行為，對健康更是有害。無論如何，請絕對要戒菸。

出現併發症者的注意事項

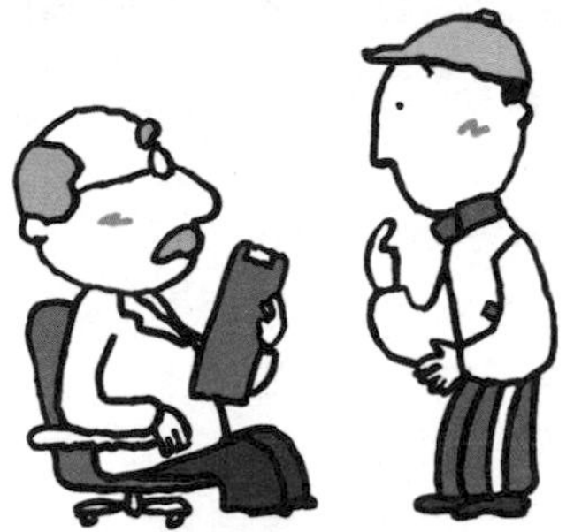
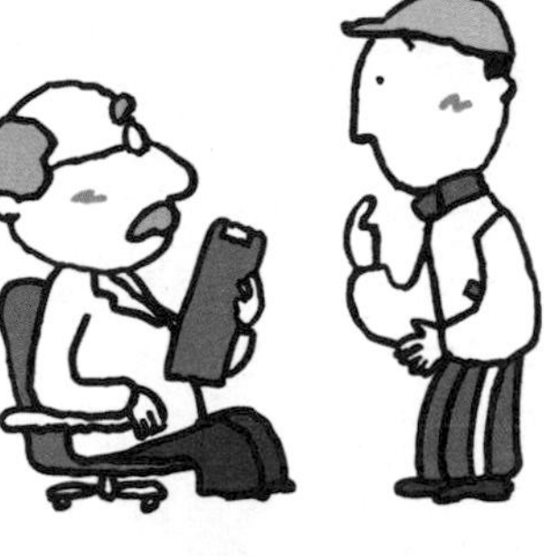

▶就算是輕度運動也要和醫生商量

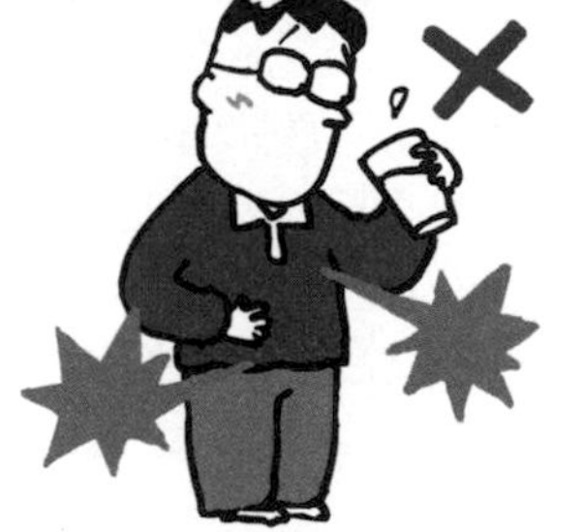

▶有腎臟病、心臟病等併發症的人，攝取太多水分可能危及性命

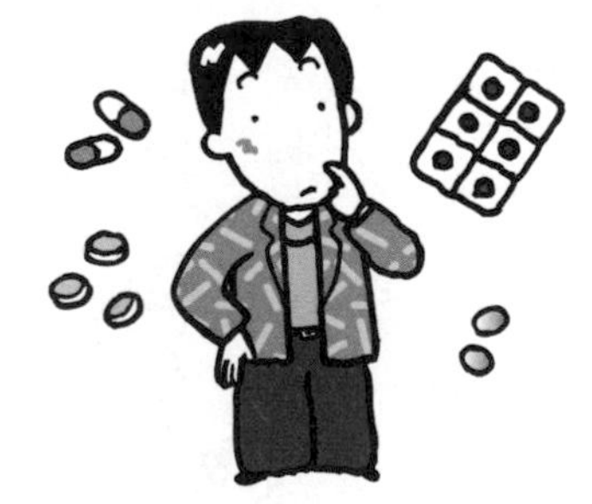

▶服用降血壓藥物的人，注意「提高尿酸值」的副作用，請多和醫生商量

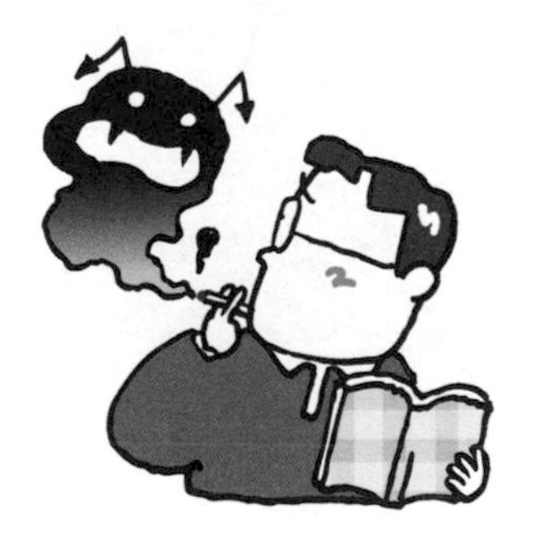

▶香菸對所有併發症都會產生負面影響，請絕對要戒菸

❷：血脂異常的定義請見第四五頁（❺）。

名醫小講堂

科技壓力可藉由球類運動來消除

造成現代人倍感壓力的因素眾多，西元 2008 年，日本電腦普及率高達 86%，隨著科技急速發展，「科技焦慮」（techn-ostress）問題也有增加的趨勢。

對中高齡族群來說，可能會因為無法跟上職場 OA 化（OA，Office Automation，辦公室自動化）的速度，導致工作多所阻礙，或是自尊心受到傷害。狀況嚴重時，甚至可能上班入坐後，立刻出現噁心、頭痛等情況，根本無法繼續工作。

要消除科技焦慮並沒那麼簡單，最好的方法就是讓右腦活性化。使用電腦時，大部分是左腦在運作。若能活化右腦，讓左右腦保持平衡，應該就能消除不少壓力。

活化右腦的方法非常多，最推薦的是打球。因為，電腦按照程式進行運作，但球類運動中的變化，卻難以預測。因此，打球可以刺激右腦。

任何球類活動諸如網球、高爾夫，還是柏青哥，甚至是會令人心動以及開心大笑的事情，都能讓右腦開始運作。這對平衡左右腦非常有效，同時也能消除壓力。

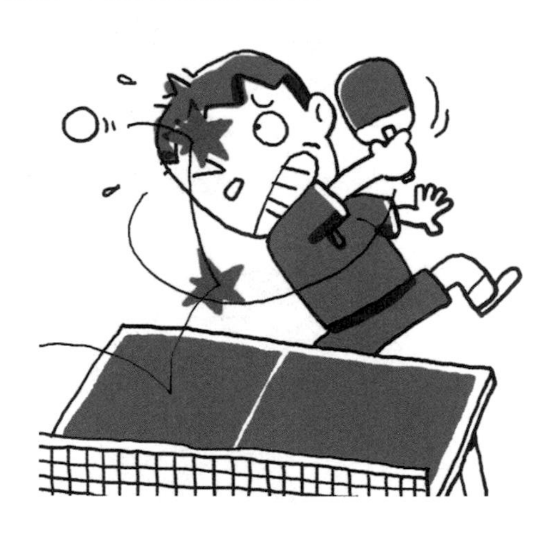

7

痛風、高尿酸血症的最新治療法

檢測你的「治療接受度」！

以下幾個自我檢測指標當中，符合敘述者請打勾，每勾選一項算一分。

□希望不要讓痛風發生劇烈疼痛
□會注意痛風之外的其他併發症
□有必要的話，能接受藥物治療
□藥物的使用方法，以及用量都遵從醫生的指示
□不會自己更改用藥時間和分量
□如果出現類似副作用的症狀，就會馬上找醫生諮詢
□就算治好疼痛了，還是會按照醫生指示接受治療
□就算治好疼痛了，還是覺得生活習慣紊亂不好
□認為不改善生活習慣，藥物治療也不可能有用
□不打算依賴民間療法

【評分】

○總分在 5 分（含）以下
需要再次確認治療的意義和目的。

○總分在 6 ～ 9 分之間
還不錯，關於治療，你不會自作主張。請繼續維持和醫生商量的好習慣，找出最好的醫病關係。

○滿分 10 分
恭喜，你是個模範生。只要秉持目前原則，並持續下去，痛風、高尿酸血症就不會繼續惡化。請繼續努力！

藥物治療的目的和進行方式

130 就算接受藥物治療，還是要努力改變生活習慣

在痛風原因尚未被世人所知的半個世紀前，痛風患者只能默默忍受那可怕的劇痛，而併發症也在不知不覺中，一點一滴發生，為此喪命的人相當多。

而今，已知道痛風是尿酸代謝異常所引起，而痛風、高尿酸血症的治療方法也已經相當明確，不再是舊日那個會因為劇烈疼痛而讓人膽戰心驚的疾病了。

痛風的藥物治療相當有效，這可能會令部分患者因此偷懶，不願意認真調整錯誤、不恰當的生活習慣。要知道，這樣的做法是本末倒置的！就像維持健康最根本之道是要靠自己努力一樣，尿酸值的控制也不應該只靠藥物。

雖然痛風、高尿酸血症的藥物治療非常有效，但還是要試著調整改變生活習慣。如此一來，說不定還能逐漸減少用藥量。

131 改善劇痛發作的第一步，就是即使不再疼痛還是要繼續治療

痛風的藥物治療有以下三大目的：

❶緩解痛風發作的劇痛
❷將尿酸值控制在正常範圍內
❸預防高尿酸血症的併發症

首先，❶當然是要消除因為痛風所引起的劇烈疼痛。雖然，改變生活習慣是必要的，但在痛風急性發作時，調整會顯得緩不濟急，這時需要使用藥物緩解痛風發作的劇痛。

有一點須特別注意，當痛風所引起的劇烈疼痛，因服用藥物而消失，不可以就此安心，並不再前往醫院看診，這行為無疑是為往後痛風的復發埋下種子。

切記，即使痛風所產生的劇烈疼痛，已經透過藥物治療而獲得舒緩，也必須持續進行生活習慣的改變和尿酸控制的療程。若不這麼做，只要藥效消失，痛風就絕對會再發作。

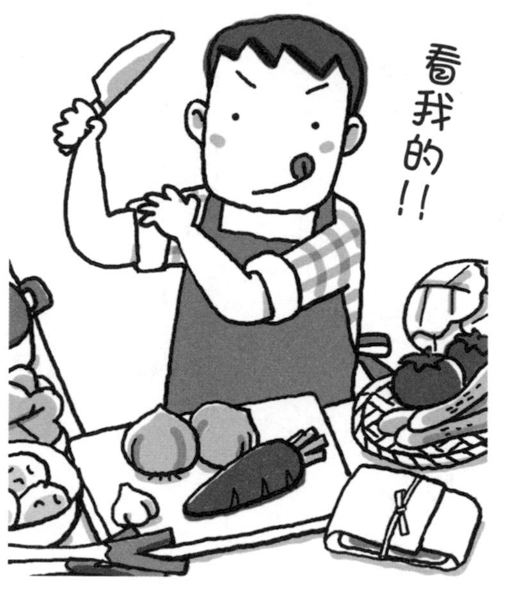

▶有在服用藥物的人還是要改變自己的生活習慣

132 最重要的是預防併發症的發生，並要有終生接受藥物治療的覺悟

藥物治療的目的，就像❷是希望將尿酸值控制在正常範圍內。同時也需要了解❸併發症預防之重要性。雖然痛風並不是會直接危及到性命的疾病，但預防併發症的發生卻極為重要。

總之，痛風、高尿酸血症的藥物治療並不是短期內就可以結束的，大部分都需要終生治療。請徹底了解藥物治療的意義，並且要有耐心地接受治療。

基本的治療藥物有3種

133 非類固醇消炎止痛藥能消除疼痛，預防發作

治療痛風的藥物大致可分成三種（註十六，見第一六九頁）：

❶消除痛風所引起的疼痛，並且預防發作的藥物
❷發作前服用即可抑制痛風發作的藥物
❸降低尿酸值的藥物

痛風發作的最大特徵就是會出現劇烈疼痛。此疼痛非比尋常，就算是成人可能也會痛到冒冷汗，所以在治療時，需要以消除疼痛為第一優先。

此時所使用的藥物，以非類固醇消炎止痛藥為主，能消除患部關節處的疼痛和腫脹、發熱等情形，發揮消炎的作用。此類藥物包括了能百鎮碇（naproxen）、炎達益膠囊（indomethacin）、可多普洛菲（ketoprofen）等種類。這些藥物通常使用的期間較短，產生的副作用也比較少。

有胃潰瘍或十二指腸潰瘍的患者，就必須使用普力多寧錠劑（prednisolone）、吉舒乳膏（hydrocortisone）等副腎荷爾蒙（類固醇）藥物。上述藥物抑制發炎的功效要比非類固醇消炎止痛藥強。

134 事先服用秋水仙鹼口服錠能有效抑制痛風發作

曾經歷過多次痛風發作的患者應該很清楚，在發作前會有一段「好像快要發作」的預備通知期。這個時候若趕緊服用秋水仙鹼錠（colchicine），就能抑制痛風發作。

秋水仙鹼錠是百合科中被稱為秋水仙的植物種子和球根所製造的藥物，自古以來都用來作為痛風特效藥。但若是痛風發作後再服用，就沒有太大的效果。

服用過量的秋水仙鹼錠，會產生腹痛、腹瀉、掉髮等副作用，因此服用準則與限制是：痛風快要發作前服用一錠（為限）。

135 根據患者類型，降低尿酸值的藥物分為2類

降低尿酸值的藥物可分為兩大類（註十七，見第一六九頁），依據患者的類型（參考第三六頁）選擇使用。

其中一種是「腎臟排泄尿酸不足型」，適合尿酸排泄不足的患者使用。此藥物會對腎臟的尿細管發生作用，促進尿酸的排泄。包括了彼諾喜錠（Probenecid）、優諾錠（benzbromarone）、布可隆（bucolome）等種類。

另外一種則是尿酸合成抑制藥物，可使用於「尿酸合成過多型」患者。這類藥物可以使肝臟製造尿酸時，不可或缺的酵素——黃嘌呤氧化酶（Xanthine Oxidase）難以發揮作用，因此能抑制尿酸的合成。現在有稱為安樂普諾（allopurinol）等被商品化的藥劑。

這些藥物皆有其特徵，需要注意的地方也不同。請仔細聆聽醫生的說明，願意接受該藥物治療之後再服用。

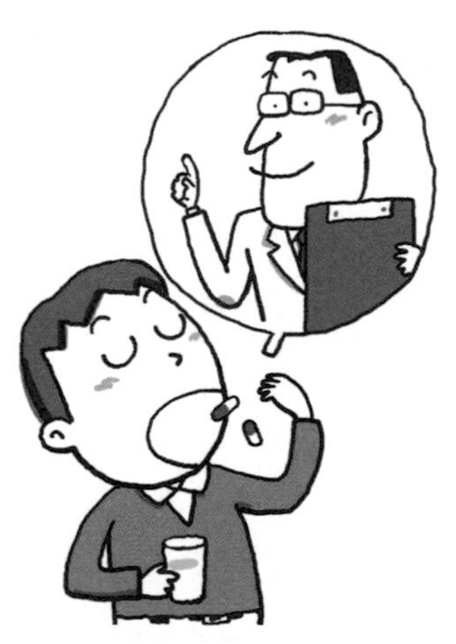

▶ 請遵守醫生的指示服用藥物

藥物治療的初期也可能會發生痛風

136 開始治療了，但為何會發作呢？

雖然已開始進行藥物治療，但有些事情還是要讓患者了解。那就是在治療初期，的確還是可能出現痛風發作的情形。

為什麼開始治療了，痛風還會發作呢？關於這一點，如果沒有在事前詢問過醫生，大部分的人難免會對治療產生懷疑。

「因為想擺脫痛風所帶來的劇痛才開始治療，但為何開始治療後就立刻發作呢？」這是很多患者心中的疑惑。這究竟是怎麼發生的呢？

137 因為尿酸值突然下降所產生的「尿酸值下降型發作」

所謂痛風發作，是因為尿酸值上升所引起的。但令人驚訝的是，當尿酸值從很高的狀態突然降低的話，也可能會引起痛風的發作。因此，因服用藥物降低尿酸值而引起的發作情形，就稱為「尿酸值下降型發作」。

但並不是所有人開始治療就一定會碰上尿酸值下降型發作，綜合各項調查得知，大約有四〇%的人在開始治療後六個月內會出現此情形。在治療高尿酸血症以外的疾病時，很少會發生尿酸值突然下降的情形。

為什麼會有這種情況發生呢？原因應該是藥物讓體內的尿酸值下降，而這跟原本已經在關節處結晶化的尿酸值差距太大。這樣一來，已經結晶的尿酸就會掉進關節內，因而引起痛風發作。

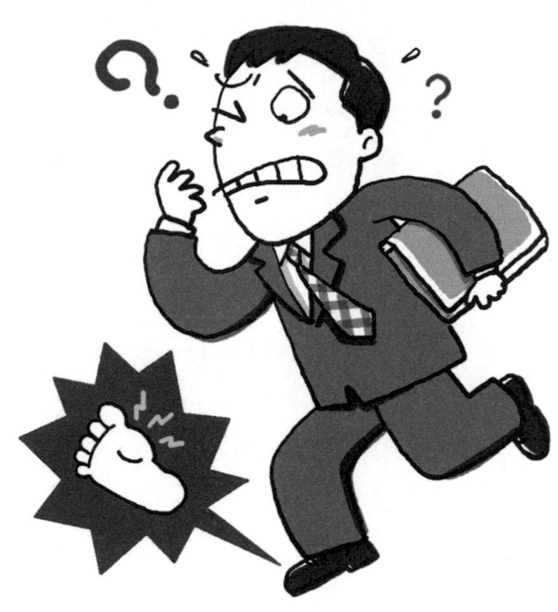

▶約 40%的患者曾經歷過「尿酸值下降型發作」

138 治療初期痛風的發作都很輕微，半年後幾乎就不會再發生

因為醫生知道可能會出現上述狀況，所以通常在開始治療時，會先稍微減輕藥量，讓尿酸值不會急遽下降。

但有時因個人體質關係，還是無法避免痛風的發作。這時候，隨身攜帶秋水仙鹼錠，在預備通知期就能夠服用，解除痛風危機，不失為好方法。

雖然「尿酸值下降型發作」需要稍微留心，但也不用過度擔心。就算發作，程度也會比治療前來得輕微。再者，繼續進行藥物治療，能讓體內的尿酸值大幅降低，相信痛風發作的機率會降低很多。一般而言，在開始治療半年之後，這樣的情況就幾乎不會發生，就當它是治療過程中的小插曲吧！

請和醫生充分溝通，採取適當的對策吧！

遵守醫生指示來進行藥物療法

139 自己決定停藥，可能會導致尿酸值忽高忽低

採取藥物治療時，最重要的就是要聽從醫生的指示。

如前面所說，治療痛風、高尿酸血症有許多種類的藥物。醫生會綜合考量患者的症狀、併發症情形，以及體質之後，再選擇最適合的藥物。每天的服用量、次數、服用時間等，也會根據患者狀況給予不同的指示。因此，醫囑是有其意義，需要遵守的。

因為，痛風會出現劇烈疼痛的自覺症狀，所以，大部分的人都非常願意接受藥物治療，但往往等到劇痛獲得改善後，就會自動停止用藥。這樣是不行的。

不論是擅自停藥，或是有時服用有時又忘記服用，這樣不但無法改善症狀，還可能造成尿酸值忽高忽低的危險狀態。請一定要特別小心。

140 若同時服用其他藥物，請一定要告訴醫生藥物名稱

另外，有不少痛風、高尿酸血症患者都有糖尿病、高血壓、血脂異常❶等併發症。為了治療這些疾病，有許多人會同時服用其他藥物，在這情況下，一定要將相關訊息告訴醫生。

醫生會詳細確認痛風藥物治療使用藥和其他藥物併用時，是否會有相互作用的問題，或是有沒有副作用。若在不同院所接受不同疾病的診療，也請告知醫生所有正在服用的藥物名稱。

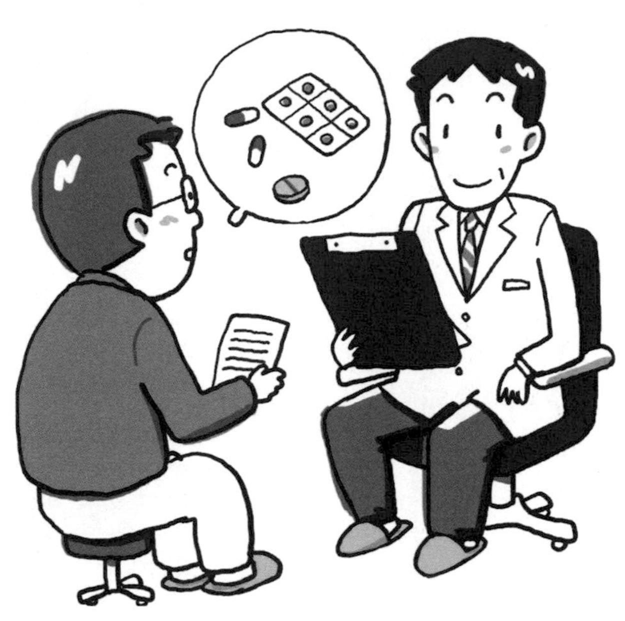

▶同時服用其他藥物時，一定要告訴醫生

141 感冒藥、頭痛藥等成藥也可能會有意想不到的副作用

有些疾病的治療藥物，可能會讓尿酸值上升，請特別注意。具代表的有降血壓利尿劑、利尿劑、抗結核藥、阿斯匹靈等消炎止痛藥。

當然，不應該因為這些藥物會提高尿酸值，而自行擅自停藥。應該做的是將病名、藥名告知醫生，和醫生好好地商量！

因為要治療感冒、頭痛、腹痛等疾病症狀而服用成藥時，最好也要和醫生商量。藥的成分會產生複雜的相互作用，或許會發生令人意想不到的結果。

尤其有過敏體質的人，對藥物的反應較為敏感，所以可能會出現較嚴重的副作用。不要輕忽成藥，請謹慎使用。

❶：血脂異常的定義請見第四五頁（❺）。

不要依賴民間療法和保健食品

142 「迅速降低尿酸值」、「對痛風有效」真的有科學根據嗎？

曾經歷過一次痛風發作的人，應該都不想再次經歷那種痛楚了。

這種想法雖然可能會成為之後改變生活習慣和接受藥物治療的動力，但因為認為「必須注意飲食、限制飲酒，以及每天都要服用藥物」等很麻煩，所以最終選擇放棄改變調整生活習慣或藥物治療，也是預料中的事。

或許是看透痛風患者的心理，強調治療痛風有顯著效果的「健康食品」陸續推出。我們不可能逐一檢測分析它們的成效，不過，我想大部分商品絕對不會像廣告文案中所宣稱的那樣具有明顯的治療效果。

痛風、高尿酸血症是尿酸代謝異常所引起的疾病。在了解發生過程和原因之後，透過現代醫學的力量進行研究，所找出的治療對策和方法肯定是最佳選擇。缺乏科學根據的民間療法，根本沒有立足之地。

請不要太相信宣稱療效顯著的「健康食品」，還是實實在在地改變生活習慣，並且進行藥物治療會比較好。

143 太過依賴健康食品，可能會造成營養攝取不均衡

拜健康風潮盛行之賜，各種高舉「健康效果」旗幟的食品陸續登場，例如各種維生素、礦物質、胺基酸、膳食纖維等健康食品；強調具有各種療效

的茶飲；減少普林含量的啤酒等。這些訴求看起來的確很吸引人，但我們必須要冷靜地看待這些商品。

維生素等健康食品，頂多就是營養輔助品。想要攝取均衡的營養，從飲食中獲取是根本之道，所以請先從遵守這個原則，從日常生活飲食中攝取營養。如果還是缺少了某些營養成分的話，再考慮以健康食品來補充。

只想依賴健康食品，營養可能會越來越不均衡。

144 低普林啤酒喝太多，還是會促使尿酸值上升

茶是富含維生素C和兒茶素等多酚的寶庫，所以建議在生活中適量飲用茶飲。但喝茶並不會讓尿酸值迅速下降，因此頂多只能期待它具有一般的健康效果。

而有關低普林啤酒，我想應該會比喝一般啤酒來得要好一些，只不過，這類啤酒就算普林含量減少了九〇％，酒精成分並沒有跟著減少，喝太多還是會讓尿酸值上升，所以低普林啤酒也不能安心飲用。

希望能降低尿酸值預防痛風，至少要做到改變生活習慣和接受藥物治療。請堅定意志，千萬不要依賴毫無科學根據的民間療法和健康食品。

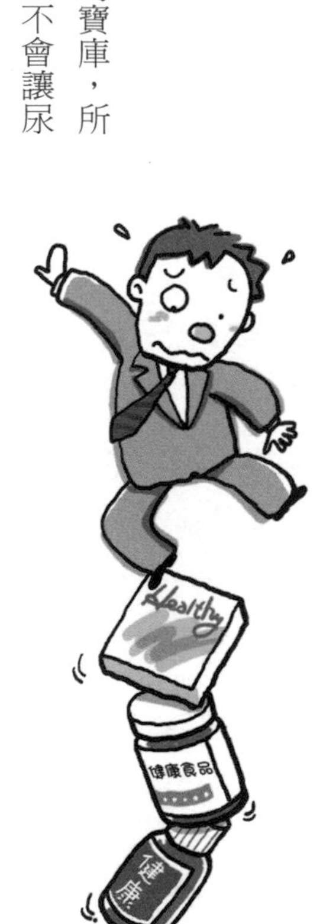

名醫小講堂

痛風診斷和主要的檢查

當腳趾出現劇烈疼痛，就要懷疑可能是痛風發作，這時必須立刻前往醫院接受治療。

不論是哪一種疾病，在開始進行治療之前，都必須先了解發病原因，如此才會有正確的診斷。痛風初診時，醫生會進行問診。因為某些疾病有時會被誤認成痛風（參考第五〇頁），為了讓醫生能掌握病況，請正確回答以下問題。

主要問診內容

- 何時發作？
- 發作的部位？
- 疼痛程度和疼痛的感覺
- 每次發作持續的時間，以及發作的次數
- 發作前有無自覺症狀
- 之前曾經發作過嗎？
- 有無併發症，有併發症的話，治療的藥物是？
- 家人之中有無痛風患者，或是有痛風病史的人？
- 日常生活（飲食內容、飲酒量、運動量、工作時間等）的狀況

除此之外，判斷是否罹患痛風必須測量血液中的尿酸值，或是需要累積一天分的尿液，測量一天的尿酸排泄量。

更詳細的檢查請參考左頁。

痛風主要檢查項目（註十八，見第一六九頁）

診斷痛風的檢查	關節穿刺法	從發作的關節抽取關節液，檢查會吞噬（讓細菌、異物無害化，或是無毒化，然後再排除）尿酸結晶等的白血球。因為是直接將抽取針插入患處，所以會有些許疼痛
	關節X光檢查	接受X光照射，以了解關節骨頭是否因尿酸結石而發生異常
	關節鏡檢查	將纖維鏡放入關節部，然後從外面來操控，觀察關節內的狀況。檢查較大關節時使用
	痛風結節生檢	採取部分的結節組織，以顯微鏡觀察內容物
判斷高尿酸原因的檢查	尿酸清除率檢查	特定檢查累積一天的尿液，門診累積一個小時的尿液，檢查血液中的尿酸有多少排泄到尿液，並了解腎臟的尿酸排泄能力
	費希伯格氏濃縮試驗	檢測腎臟是否具有將尿液濃縮的功能，屬於腎功能檢查
判斷痛風併發症的檢查	超音波檢查	進行腹部超音波檢查，從影像檢查有無結石
	尿沉渣檢查	使用離心器分析尿液，在顯微鏡下觀察細胞成分。有結石的話，尿液中的紅血球就會增加

審訂註

註一（第 13、26 頁）：根據台灣衛生福利部西元 2000 年的高尿酸血症流行病學調查報告顯示，台灣罹患高尿酸血症的人口高達 270 萬之多。根據「高尿酸血症患者約有 1/10 會罹患痛風」的標準來估計，台灣痛風人口高達 27 萬之多。

註二（第 15 頁）：台灣對於高尿酸血症的判定標準為：男性血中尿酸值在 7.0mg/dl 以上，女性在 6.0mg/dl 以上。

註三（第 17 頁）：台灣無症狀高尿酸血症男性患者的目標血清尿酸值 < 7.0mg/dl，女性 < 6.0mg/dl。

註四（第 27 頁）：西元 2005 ～ 2008 年台灣年齡別、性別之痛風盛行率

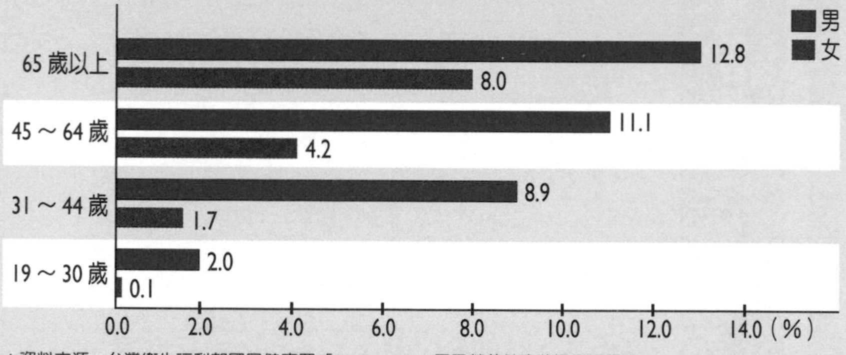

＊資料來源：台灣衛生福利部國民健康署「2005 ～ 2008 國民營養健康狀況變遷調查」

註五（第 32 頁）：台灣尿酸的平均值與正常值

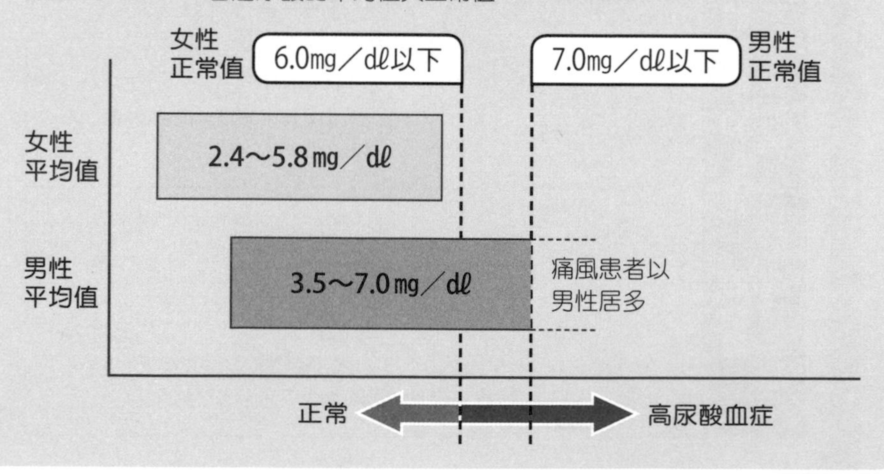

註六（第 34 頁）：台灣高尿酸血症的治療對策與日本相同。

註七（第 36 頁）：台灣高尿酸血症患者六成屬「腎臟排泄尿酸不足型」、一成屬「尿酸合成過多型」、三成屬「混合型」。

註八（第 43 頁）：台灣無症狀高尿酸血症藥物治療時機與日本相同。

註九（第 44、152 頁）：降血壓利尿劑會讓尿酸值上升。

註十（第 45 頁）：糖尿病患者增加的速度，讓糖尿病成為台灣尿毒症的最大致病原因。

註十一（第 49 頁）：有些人會使用止痛藥來緩解痛風關節炎的不適，但止痛藥並無法改善尿酸值過高的現象，且還會對肝、腎造成傷害，因此遵守醫師的指示用藥，才是正確的做法。

註十二（第 51 頁）：除了年長者外，假性痛風的患者大多是開始透析的尿毒病患。

註十三（第 51 頁）：台灣採取「關節穿刺法」抽吸關節液的方式，來判斷「痛風」和「假性痛風」。

註十四（第 51 頁）：類風濕性關節炎通常有多個疼痛點，且合併晨間的關節僵直感，這點和痛風很不一樣。

註十五（第 102 頁）：為了避免鹽分攝取過多，外食時建議向店家要一杯開水，將較鹹的食物先在水中涮一下，就可以大量減少鹽的攝取。

註十六（第 158 頁）：台灣治療痛風的用藥與日本相同。

註十七（第 159 頁）：台灣降低尿酸值的用藥與日本相同。

註十八（第 167 頁）：台灣痛風主要檢查項目與日本相同。

附錄① 了解高尿酸血症、痛風之前，必須知道的專業用語（依筆畫排序）

●ATP
三磷酸腺苷（腺苷加上三個磷酸所結合而成）的簡稱，是一種會成為身體熱能的物質。當無機磷酸和ADP（二磷酸腺苷）在體內分解時，會釋放出高熱量的能源。而ATP最後會變成尿酸被代謝掉。

●DNA
去氧核糖核酸。構成染色體的物質，具有合成蛋白質，管理遺傳訊息的功能。

●PH
和氫離子濃度一起計算的數值，用來表示酸鹼度的方式。Ph值越低代表酸性越高。

●RNA
核糖核酸。存在於所有細胞中，與DNA（去氧核糖核酸）一起傳遞遺傳訊息，或是合成蛋白質。

●三酸甘油酯（中性脂肪）
由三個脂肪酸和稱為甘油的物質，所結合而成的脂肪。因不帶有電荷，所以又稱「中性脂肪」。三酸甘油酯儲存於皮下、內臟、肌肉等脂肪細胞內，作為熱能來源。當血液中有過多的三酸甘油酯時，也可能會引起動脈硬化。

●皮下結節
皮膚的皮下組織出現硬塊。痛風結節是尿酸結晶在皮下析出所造成的。

●生活習慣病
罹病原因多為生活習慣所引起的疾病總稱。過去是指腦部病變、心血管病變以及糖尿病等成人病或慢性病，但最近因為疾病種類和原因的多樣化，所以在名稱上也做了改變。

●代謝

在生物體內發生的各種化學反應。生物是各種物質透過複雜的工程所合成、分解而成的，而這一連串的活動就稱為「代謝作用」。

●有氧運動

使用氧氣來得到熱能的運動。比起無氧運動，尿酸釋放得較少，而且能燃燒會造成肥胖的三酸甘油酯（中性脂肪）。

●血脂異常

因為血液中（血清中）的脂質代謝異常，造成數值偏高的狀態。包括膽固醇、三酸甘油酯（中性脂肪）、磷脂質、游離脂肪酸等。

●耳廓

耳朵外側的部分。痛風結節大多會出現在耳廓上方的突出處，耳垂部分幾乎不會發生。

●危險因子

可能是引起疾病的主要原因。

●尿毒症

腎功能不全造成腎臟功能下降，使得應該排泄到尿液中的老舊廢物囤積在體內，因而出現中毒的情形。放置不管的話，可能會死亡。

●泌尿道結石

尿酸和鈣質結晶沉積在尿液通道（也就是腎盂和尿管），產生石狀硬塊的疾病。痛風患者的發病率，比健康的人高出五〇〇至一〇〇〇倍。

●尿酸

因代謝核酸及ATP所產生的物質。因人類等靈長類並不具有能分解尿酸的酵素（尿酸酶），所以當尿酸代謝發生異常，就會引發痛風。

●尿酸池

人體通常會累積一定的尿酸量。健康的人大約會累積八〇〇至一二〇〇毫克。

●尿酸合成抑制藥

兩種降低尿酸用藥中的一種。適合「尿酸合成過多型」患者使用。

●尿酸酶（uricase）

分解尿酸的酵素。幾乎存在於所有動物當中，但並不存在於包括人類在內的靈長類動物身上。此酵素能將尿酸代謝成其他物質，所以擁有尿酸酶的動物應該不會罹患痛風。

●析出

將液體成分分離，並且讓它結晶化。

●降血壓利尿劑

能降低血壓的高血壓治療藥物。能促使讓血壓上升的鹽分排泄到尿液中，因此具降血壓的作用，但也同時伴隨著讓尿酸值上升的副作用。痛風併發高血壓者最好避免使用。

●併發症

由原疾病所引發的其他疾病。如不去理會高尿酸血症和痛風的話，就容易引起高血壓、糖尿病等各種併發症。

●秋水仙鹼

痛風發作時使用的特效藥。在快要發作的「預備通知期」服用，能夠抑制痛風發作。由百合科植物（秋水仙等）的球根和種子所製成，主要成分是生物鹼。

●缺血性心臟疾病

圍繞心臟的冠狀動脈血流停滯，或是血流明顯變少所引起的心臟病總稱。較具代表的有心絞痛、心肌梗塞。

●高尿酸血症

血液中（血清中）尿酸值偏高的狀態。一般指男女血清中的尿酸超過7.0mg／dℓ❶。

●副作用

可能會跟成效一起出現的有害作用。藥物治療經常會出現副作用，一般來說，藥效越強副作用也越大。

●集尿

為了調查尿液的狀態和成分，將尿液放在容器裡。

●腎盂

連接腎臟和尿管的袋囊部分，位於腎臟中央，是腎臟暫時儲存尿液之處。

●**痛風**

正式名稱是「急性痛風關節炎」。當囤積在關節的尿酸析出後，白血球為了要排除此狀況而引發的炎症。特徵是發作是會伴隨著劇烈的疼痛。

●**痛風石（痛風結節）**

體內過剩的尿酸沉澱在皮下或關節部位，因而產生的硬塊，尺寸有大有小。只要接受適當的治療，痛風石就不會那麼容易產生。

●**普林**

含在核酸和ATP的物質，是尿酸的基本物質。

●**無氧運動**

不使用氧氣就能得到熱能的劇烈運動。因瞬間使用熱能，所以會讓尿酸值上升。

●**腎臟排泄促進藥**

兩種降低尿酸用藥中的一種。「腎臟排泄尿酸不足型」患者使用的降尿酸藥。

●**腦血管病變**

發生在腦血管（動脈）的疾病總稱。按照疾病類型，可區分成因「血管破裂」引起的「腦出血」，以及「血管堵塞」引起的「腦中風」。

●**膽固醇**

分布於血液和身體內的脂質，也是製造副腎皮質和膽汁等的原料。除了可從食物攝取之外，也能在肝臟合成。當血清中的膽固醇值偏高時，就可能促進動脈硬化。

●**酵素**

主要由蛋白質構成，是體內發生化學反應的觸媒。主要具有分解、合成物質的作用，因作為觸媒的物質不同，會產生各種不同的酵素。其中，不存在於人體，但可以分解尿酸的酵素有尿酸酶。

❶：台灣對於高尿酸血症的判定標準為：男性血清中的尿酸超過7.0㎎／dℓ，女性超過6.0㎎／dℓ。

附錄❷

台灣高尿酸血症、痛風諮詢服務單位一覽表

單位名稱	網址	電話
中華民國痛風之友協會	http://www.gout.org.tw/contents/gout.htm	(02)2702-6075
財團法人腎臟病防治基金會	http://www.tckdf.org.tw/about.php	(02)2279-6966
財團法人中華民國腎臟基金會	http://www.kidney.org.tw/free/info_dm1.html	(02)2562-2062
台灣腎臟醫學會	http://www.tsn.org.tw/	(02)2331-0878
全國各地腎臟病健康促進機構	台灣腎臟醫學會和國民健康局於九三年開始共同推動「慢性腎臟病促進機構」計畫，希望透過防治對策的擬定和宣導，逐年降低腎臟病的發生率。截至西元二〇一三年為止，全台各地已有一四五個醫療院所，如台北國泰醫院、淡水馬偕醫院、新店慈濟醫院、台中榮總、國軍高雄總醫院……參與此計畫，並成立「腎臟保健中心」、「腎臟衛教中心」等。不論是一般民眾或病友，需要協助時，都可向「慢性腎臟病促進機構」尋求幫忙。	

※ 慢性腎臟病促進機構一覽表：http://kidney.tsn.org.tw/map.html

【中文版編輯室報告】

台日名醫聯手，助您永保健康！

健康檢查是預防醫學很重要的一環，每年做一次健康檢查，已經成為台灣人保健的常識。但健檢報告如果出現膽固醇、尿酸、血糖等數值超標、甚至滿江紅時，應該怎麼辦？【日本名醫問診系列】正是因應此一需求，為健檢數值異常、慢性病高風險群提供改善與預防專業意見，是現代人必備的居家健康百科。

本系列原是日本出版文化界執牛耳的【主婦與生活社】所推出的圖解健康科普叢書，針對現代人最常見的高膽固醇、高血糖、高尿酸、高血壓等慢性病，提供如何正確解讀健檢數值，以及透過飲食控制、有效運動、生活技巧到最新治療方式等等妙方絕招，快速有效降低數值，並預防再患。書中充滿日本名醫的長期臨床智慧，以精闢解讀、圖文並茂的編輯呈現，讓讀者一看就懂、輕鬆上手。

日本素以「長壽國」著稱，長期累積防治中老年人常見慢性病的專科醫師制度，並有著促進長壽健康整體療法的相關醫療中心。本系列叢書最大的特色，就是由日本各科名醫如東京都健康長壽醫療中心院長井藤英喜、広岡醫院院長広岡昇、西崎診所院長西崎統、東京女子醫科大學痛風中心教授谷口敦夫等極知名而臨床經驗豐富的良醫親自執筆、監修，兼具知識深度和居家操作的簡便性，極適合作為推廣全民預防及保健之用。

尤其，在中文版方面，我們特別為讀者邀請到國內心血管、新陳代謝等相關各科名醫，專文撰寫台灣在高膽固醇、高血糖、高尿酸、高血壓等臨床現況和治療最新方法等等珍貴內容，提供第一手資訊給高關心度的讀者。尤其感謝審訂者醫師在內容的專業名詞審訂、解說，以及台灣醫療判定標準等方面，做了許多資料補充，讓中文版更貼近台灣讀者的需要。

本書系觀點係根據西醫最新發展現況書寫。畢竟，目前主流醫學仍以西醫為主要治療方式，尤其，健康檢查更是一般人確認是否罹患疾病最所仰賴，因此，出版本系列叢書，期待幫助讀者善用目前主流醫療體系所能提供的協助，也可以做為醫病溝通的第一本入門書。讀過本書，便可完全掌握門診或住院醫師的病情分析與治療說明，並引導從生活上徹底改善體質，永保健康。

當然，人體是一個極為精密奧妙的結構，如果要遠離病痛，除了西醫以外，包括自然醫學、中醫等強調整體療法的醫療選擇，也越來越受到大家重視。新自然主義本著追求身心靈健康的出版宗旨，也陸續推出自然醫學相關領域好書，期盼提供讀者更寬廣的視野和知識。

控制尿酸，等於控制生活習慣病！

「痛風」不再是帝王病，也非只屬於中老年的疾病，因為現今在年輕人身上也是很常可見的！

近年「痛風餐」很風行，初次聽見這個聳動的餐名，真是驚嚇到不行，居然有餐飲業者以病名，造出此餐名來招攬生意。但不可否認的是，真有人沖著此道料理來消費，就如本書作者的前言所說，很少人會把痛風當作一回事，因為「事不關己」，反正我很「健康」。事實真的如此嗎？

在台灣，若沒有必要，很少人會進行每年的健康檢查，所以哪能得知尿酸值多少？一切幾乎要等到痛風發作，痛不欲生時，再哭喊著「早知道，就怎樣……」的無謂說法。

《尿酸完全控制的最新療法》一書對於國人來講，真是一本值得細讀的書，因為書中的內容圖文並茂，打破一般人覺得醫學難懂的刻板印象。

特別是每一章開頭的小檢測，能讓讀者思考自己對主題的認識有多少？可幫助曾經迷思的知識，在閱讀後恍然大悟，進而修正自己原先的錯誤觀念。

尿酸值與痛風有關，這是大家都知道的常識，然而尿酸從哪來？尿酸高一定會發生痛風嗎？尿酸和飲食有關嗎？運動也能預防尿酸嗎？這些看似簡單的問題，其實當中有許多被忽略掉的重點，在這本書中都以圖文循序漸進的方式告訴讀者，解開那些曾經似是而非的理論。

「生活習慣病」是造成現代人亞健康的最主要原因，舉凡痛風、高血壓、高血脂症、肥胖、糖尿病、脂肪肝，這些問題若不加注意的話，對於生命的危害就不可言喻了。而本書真是多方位的，從預防痛風的最新療法中能延伸至體重管理（消除肥胖）、高血壓等，減重是預防痛風的方式之一，作者在書中也提供有效的減重方法給讀者，非常值得參考進行的。

均衡飲食是營養方針，雖然很多食物含有造成尿酸偏高的普林成分，但這類食物真的就不能吃嗎？這是許多人的迷思，也是我在執行營養工作時經常被病人或學員問的問題！如何藉由飲食來改善尿酸異常，書中也有以均衡飲食為前提的詳細介紹。

運動，是公認對健康絕對有益的事，然而動的不對不僅對痛風改善無益，還可能造成反效果，為何會如此呢？只要你細讀本書，就會知道答案！

還有，本書最有趣的第四章就有講到「聰明的喝酒方法」，我想不光是日本人愛喝酒，台灣人也是不遑多讓的。酒是造成痛風更嚴重的原因之一，如何聰明喝酒對喜歡找藉口的人而言，正好當頭棒喝，作者說酒能喝，但要怎喝才是好，愛杯中物的朋友們，看看本書你就會知道的！

痛風不算病，只要懂得控制尿酸，生活習慣病也能一併被改善的！

宜仁健康營養諮詢中心院長

[signature]

尿酸（痛風）完全控制的最新療法

日文監修　谷口敦夫
譯　　者　張秀慧
特約編輯　發言平台創意整合有限公司　呂芝萍
美術設計　陳瑀聲
圖文整合　洪祥閔、黃筑歆

社　　長　洪美華
總 編 輯　莊佩璇
責任編輯　何　喬

出　　版　新自然主義
　　　　　幸福綠光股份有限公司
地　　址　台北市杭州南路一段 63 號 9 樓之 1
電　　話　(02)23925338
傳　　真　(02)23925380
網　　址　www.thirdnature.com.tw
E-mail　reader@thirdnature.com.tw

印　　製　中原造像股份有限公司
初　　刷　2014 年 4 月
四版 2 刷　2024 年 9 月

郵撥帳號　50130123 幸福綠光股份有限公司
定　　價　新台幣 320 元（平裝）

ISBN 978-626-7254-09-7

總經銷：聯合發行股份有限公司
新北市新店區寶橋路 235 巷 6 弄 6 號 2 樓
電話：(02)29178022 傳真：(02)29156275

國家圖書館出版品預行編目資料

尿酸（痛風）完全控制的最新療法 / 谷口敦夫監修；張秀慧 翻譯 . -- 四版 . -- 臺北市：新自然主義 , 幸福綠光 ,2023.02
面；　公分 --
ISBN 978-626-7254-09-7(平裝)
1. 痛風 2. 高尿酸血症 3. 健康法

415.595　　112000360